临床医务人员结核病防治培训教材

主　编　唐神结　李　亮

副主编　谭守勇　徐金田　刘宇红　

编　委　（按姓氏笔画排序）

丁为民　马　艳　马丽萍　戈启萍　邓国防

杜　建　李　琦　吴桂辉　初乃惠　陈晓红

陈燕琴　金　弢　袁宝东　聂理会　顾　瑾

高微微　高静韬

秘　书　马　艳　吕晓亚

人民卫生出版社

图书在版编目（CIP）数据

临床医务人员结核病防治培训教材 / 唐神结，李亮
主编 . —北京：人民卫生出版社，2019
　ISBN 978–7–117–27933–8

Ⅰ. ①临⋯　Ⅱ. ①唐⋯②李⋯　Ⅲ. ①结核病 – 防治
– 职业培训 – 教材　Ⅳ. ①R52

中国版本图书馆 CIP 数据核字（2019）第 013442 号

人卫智网	www.ipmph.com	医学教育、学术、考试、健康，购书智慧智能综合服务平台
人卫官网	www.pmph.com	人卫官方资讯发布平台

临床医务人员结核病防治培训教材

主　　编：唐神结　李　亮
出版发行：人民卫生出版社（中继线 010-59780011）
地　　址：北京市朝阳区潘家园南里 19 号
邮　　编：100021
E - mail：pmph @ pmph.com
购书热线：010-59787592　010-59787584　010-65264830
印　　刷：河北新华第一印刷有限责任公司
经　　销：新华书店
开　　本：787 × 1092　1/16　　印张：9
字　　数：225 千字
版　　次：2019 年 2 月第 1 版　2020 年 8 月第 1 版第 3 次印刷
标准书号：ISBN 978-7-117-27933-8
定　　价：35.00 元
打击盗版举报电话：**010-59787491**　　E-mail：WQ @ pmph.com
（凡属印装质量问题请与本社市场营销中心联系退换）

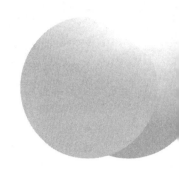

编委单位（按姓氏笔画排序）

丁为民　首都医科大学附属北京胸科医院

马　艳　中国疾病预防控制中心结核病防治临床中心

马丽萍　首都医科大学附属北京胸科医院

戈启萍　首都医科大学附属北京胸科医院

邓国防　深圳市第三人民医院

刘宇红　中国疾病预防控制中心结核病防治临床中心

杜　建　首都医科大学附属北京胸科医院

李　亮　首都医科大学附属北京胸科医院

李　琦　首都医科大学附属北京胸科医院

吴桂辉　成都市公共卫生临床中心

初乃惠　首都医科大学附属北京胸科医院

陈晓红　福建省福州肺科医院

陈燕琴　首都医科大学附属北京胸科医院

金　弢　沈阳市胸科医院

袁宝东　武汉市肺科医院

聂理会　首都医科大学附属北京胸科医院

顾　瑾　同济大学附属上海市肺科医院

徐金田　杭州师范大学附属医院

高孟秋　首都医科大学附属北京胸科医院

高微微　首都医科大学附属北京胸科医院

高静韬　中国疾病预防控制中心结核病防治临床中心

唐神结　首都医科大学附属北京胸科医院

谭守勇　广州市胸科医院

前言

结核病仍然是全球十大死因之一,是单一传染病中的头号杀手。据 WHO 2018 年全球结核病报告,2017 年全球范围内估算有 1000 万结核病新发病患者,发病率为 133/10 万,因结核病死亡人数 160 万。我国是全球 30 个结核病高负担国家之一,2017 年估算新发结核病 88.9 万,发病率为 63/10 万,死亡约 3.88 万。当前,结核病疫情形势依然严峻,要实现 WHO 提出的 2035 年终止全球结核病流行的目标,仍然需要我们付出百倍的努力。

根据有关文献报道,95% 以上结核病患者首诊于综合性医疗机构、乡镇卫生院、社区卫生服务机构及个体诊所等各级各类医疗机构。这些医疗机构医务人员的结核病诊疗知识水平直接影响到早期诊断和治疗,对结核病政策法规和结核病流行病学的知晓决定患者能否获得规律并全程治疗,从而直接影响到我国结核病疫情的控制进程。在这些医疗机构,结核病并不算常见病,加之结核病临床表现不明显、不典型,缺乏明确特征性,一般检查也不能有效地与其他呼吸系统疾病相鉴别,往往容易造成漏诊、误诊,结核病患者不能得到及时有效的发现与转诊。在这些医疗机构,对医务人员结核病防治知识与政策法规的宣传培训与继续教育往往欠缺,对结核病知识的知晓率较低。在结核病防治机构及结核病医院,也同样存在医务人员结核病知识更新不够,或新进医务人员业务素质亟待提高等问题。加强各级各类医疗机构包括结核病防治机构医务人员结核病防治知识的培训,已然非常必要,并且迫在眉睫。

在此背景下,国家卫生健康委员会(原国家卫生与计划生育委员会)组织编写《临床医务人员结核病防治培训教材》,实属审时度势,恰逢其时所需。作为本教材主编,我们深感使命光荣,责任重大。该培训教材关乎落实《中华人民共和国传染病防治法》,实现《"十三五"全国结核病防治规划》,加快推进健康中国建设。希望通过本教材的编写,普及结核病知识,提高临床医务人员对结核病的认知,增强临床医务人员参与控制结核病工作的意识,规范我国结核病诊疗机构及医务人员结核病诊疗行为,进一步提高结核病诊疗水平和质量,减轻我国的结核病负担,切实回应所承载的期许。

本教材内容包括结核病定点医疗机构防治任务和工作职责、结核感染发病与分类、肺结核的诊断与鉴别诊断、抗结核治疗药物、肺结核的化学治疗、耐多药结核病的诊断和治疗、抗结核治疗不良反应的处理、肺结核并发症的处理、特殊人群结核病的治疗、结核病疫情报告、结核病防治健康教育、结核病感染控制等 12 章,涵盖了结核病防治工作的各个方面。与以往一些教材不同的是,本教材特别试图体现结核病防治一体、医防结合的思想,对结核病疫情报告、结核病防治健康教育等内容列专章详细叙述。本教材力求既做到跟踪世界前沿,体现当代人类控制结核病日新月异的新概念和新技术,又结合编者多年积累的实践和广见卓识,体现出我国结核病防治工作所取得的新成就和新经验。按照教材规划,本书每章首先提出学习目的,课程后提炼培训要点,并附课后练习题。

在本教材编写过程中,受到国家卫生健康委员会、中国疾病预防控制中心结核病防治临床中心领导的大力支持和关心,在此表示衷心的感谢。本教材主要供临床医务人员结核病知识培训时用,也可供广大结核病防治人员、医学院校师生以及相关工作者借鉴和参考。尽管本教材会聚了各方力量与智慧,编写人员付出了巨大的努力与精力,编写时间也较长,几易其稿,但不足之处仍然在所难免,欢迎广大学员与读者提出批评与建议。希望通过大家的共同努力,让《临床医务人员结核病防治培训教材》切实成为我国广大结核病防治工作者的良师益友。

唐神结　李　亮
2018 年 9 月于北京

目录

第一章 结核病定点医疗机构防治任务和工作职责

学习目的

1. 掌握结核病定点医疗机构的主要任务和工作职责。
2. 掌握结核病分级诊疗概念。
3. 熟悉我国结核病防治服务体系的主要组成。
4. 熟悉结核病转诊流程。
5. 了解各级结核病定点医疗机构的能力标准。

第一节 我国结核病防治服务体系及职责

结核病防治服务体系是开展结核病防治工作的基础。主要由国家级、省(自治区、直辖市)级、地(市)级、县(区)级和基层医疗卫生机构构成。各级都要确立与结核病防治服务相关的机构,并按管辖地域、覆盖人口和工作任务配备相应的专(兼)职人员从事结核病防治工作。我国地域辽阔,各地经济发展状况不同,特别是不同时期结核病防治服务体系的形式也有所不同。当前我国的结核病防治服务体系正在由单独的疾病预防控制系统向整合的结核病定点医疗机构、基层医疗卫生机构、疾病预防控制机构的综合服务体系转型。《结核病防治管理办法》(卫生部令第 92 号)中明确提出:"卫生行政部门应当加强结核病防治网络建设,逐步构建结核病定点医疗机构、基层医疗卫生机构、疾病预防控制机构分工明确、协调配合的防治服务体系。"各级各类医疗机构负责肺结核患者疫情报告,并将其转诊至当地卫生部门指定的定点医疗机构,定点医疗机构负责对肺结核患者进行诊断、治疗和登记。原则上每个县(区)应确定至少 1 家定点医疗机构负责诊断治疗一般结核病患者;省级、地(市)级卫生部门根据本地区域卫生规划和结核病防治工作需要,确定定点医疗机构诊断治疗 MDR-TB 及疑难、重症结核病患者,并应优先考虑当地具有临床诊疗资质的结核病专科医院、传染病院、结核病防治所以及具备收治传染病患者能力的综合医院。基层医疗卫生机构负责转诊、协助追踪肺结核患者,并根据定点医疗机构制订的治疗方案,对本地肺结核患者的治疗进行督导管理。疾病预防控制机构在卫生部门领导下负责组织开展结核病防治规划管理、疫情监测与处置、实验室质量控制、防控技术指导、宣传教育、绩效评估等工作。相关机构在结核病防治工作中的具体职责如下。

一、疾病预防控制机构

(一)协助卫生行政部门开展规划管理及评估工作。

（二）收集、分析信息，监测肺结核疫情；及时准确报告、通报疫情及相关信息；开展流行病学调查、疫情处置等工作。

（三）组织落实肺结核患者治疗期间的规范管理。

（四）组织开展肺结核或者疑似肺结核患者及密切接触者的追踪工作。

（五）组织开展结核病高发和重点行业人群的防治工作。

（六）开展结核病实验室检测，对辖区内的结核病实验室进行质量控制。

（七）组织开展结核病防治培训，提供防治技术指导。

（八）组织开展结核病防治健康教育工作。

（九）开展结核病防治应用性研究。

二、结核病定点医疗机构

（一）负责肺结核患者诊断治疗，落实治疗期间的随访检查。

（二）负责肺结核患者报告、登记和相关信息的录入工作。

（三）对传染性肺结核患者的密切接触者进行检查。

（四）对患者及其家属进行健康教育。

三、基层医疗卫生机构

（一）负责肺结核患者居家治疗期间的督导管理。

（二）负责转诊、追踪肺结核或者疑似肺结核患者及有可疑症状的密切接触者。

（三）对辖区内居民开展结核病防治知识宣传。

四、非结核病定点医疗机构

（一）指定内设职能科室和人员负责结核病疫情的报告。

（二）负责结核病患者和疑似患者的转诊工作。

（三）开展结核病防治培训工作。

（四）开展结核病防治健康教育工作。

第二节　结核病定点医疗机构部门工作任务

一、结核门诊

（一）在收到非结核门诊通知后，应落实患者到本科室就诊检查。

（二）在收到病房活动性肺结核患者或疑似患者通知后，需前往病房采集相关信息，在"初诊患者登记本"上进行登记。对于确诊的活动性肺结核患者（含复治涂阴）还要在"县（区）级结核病患者登记本"上进行登记并建立门诊病案，并将信息录入结核病专报系统。

（三）在收到病房肺结核患者出院通知时，需前往病房复印出院小结并放入门诊病案中，同时将患者接到结核科门诊对其进行健康教育，落实治疗管理，并为患者预约下次随访检查日期。

（四）对疑似患者进行最终诊断，及时订正大疫情网络直报系统中的传染病报告卡信息。

二、结核病房

（一）未经结核科门诊收入院的活动性肺结核患者和疑似患者，病房医生均需填写传染病报告卡，同时通知结核科门诊医生在"初诊患者登记本"上登记。对于确诊的活动性肺结核患者还要在"县（区）级结核病患者登记本"上进行登记并建立门诊病案。

（二）肺结核患者在办理出院手续时，病房医生要通知结核科门诊医生将患者接到结核门诊，同时将复印好的出院小结交给结核科门诊医生放入患者门诊病案中。结核门诊人员对患者进行健康教育，落实治疗管理，并为患者预约下次随访检查日期。

（三）非结核病房医生不能直接开具抗结核药的处方，若需要抗结核治疗时，需经结核科医生会诊开具证明方可使用抗结核药物。

三、放射科

对发现的肺结核患者和疑似患者进行登记，并报告给首诊医生。

四、检验科

对送检的痰标本进行涂片检查和（或）结核分枝杆菌培养，将结果报告给首诊医生。

五、防治科（公共卫生科、疾控科）

结核科对接诊和转诊的患者进行诊断，对确诊的活动性肺结核患者进行报告和登记，确定治疗方案开具抗结核药品，将符合住院治疗标准的患者转至结核病房住院治疗，对非结核门诊发现或收治住院的肺结核患者进行会诊。

六、院感科

负责收集各科室传染病报告卡，进行网络报告，并对各科室工作职责和质量进行检查和考核。

七、肺结核院内转诊

（一）报告与转诊

1. 非结核门诊 非结核门诊应将发现的肺结核或疑似肺结核患者诊断结果填写至门诊工作日志，填写传染病报告卡并报告给防保科，同时填写三联内部转诊单，1联交由患者携带，1联交结核科，1联留存，内部转诊单样表见表1-1，并将疑似肺结核患者（危急重症患者除外）转诊或指定专人送达结核科，如果患者因各种原因不能到结核科，请在留存的转诊单上注明。

2. 住院部 因其他疾病住院或需要鉴别诊断住院的患者在确诊肺结核后，填写传染病报告卡，并报告给防保科，同时通知结核科门诊医生在"县（区）级结核病患者登记本"进行登记。所有出院的肺结核患者，出院时病房须复印出院小结（出院小结应有查痰和抗结核药品使用信息）和转诊单（表1-1），转诊单1联交由患者携带，1联留存，1联和出院小结一并交结核科，指定人员将患者送达结核科进行后续治疗，如果患者因各种原因不能到结核科就诊，请在留存的转诊单上注明。

表 1-1 肺结核患者或疑似肺结核患者院内转诊单

肺结核患者或疑似肺结核患者院内转诊单

（一联 交患者）

患者姓名：_____ 性别：_____年龄：_____（周岁）

门诊或住院号：_____ 联系电话：_____

原因：1. 有可疑肺结核症状；2. 肺结核或疑似肺结核；3. 出院治疗（出院者应附上出院小结）

请您到本院结核科门诊进行专业诊断和治疗

日期：_____年_____月_____日 转诊医生：_____

转诊科室：_____

- -

肺结核患者或疑似肺结核患者院内转诊单

（二联 交结核科）

患者姓名：_____ 性别：_____年龄：_____（周岁）

门诊或住院号：_____ 联系电话：_____

原因：1. 有可疑肺结核症状；2. 肺结核或疑似肺结核；3. 出院治疗（出院者应附上出院小结）

请您到本院结核科门诊进行专业诊断和治疗

日期：_____年_____月_____日 转诊医生：_____

转诊科室：_____

- -

肺结核患者或疑似肺结核患者院内转诊单

（三联 留存）

患者姓名：_____ 性别：_____年龄：_____（周岁）

门诊或住院号：_____ 联系电话：_____

原因：1. 有可疑肺结核症状；2. 肺结核或疑似肺结核；3. 出院治疗（出院者应附上出院小结）

请您到本院结核科门诊进行专业诊断和治疗

日期：_____年_____月_____日 转诊医生：_____

转诊科室：_____

3. 结核科 结核科对转诊（含院内和院外转诊）的患者进行诊断，及时订正传染病报告信息管理系统（即大疫情网络直报系统）中传染病报告卡信息。将所有确诊的活动性肺结核患者信息录入结核病管理信息系统。

4. 防保科 防保科每天定期收集非结核门诊、住院部等科室的传染病报告卡，并于 24 小时内进行网络直报。

5. 放射科 对发现的肺结核患者和疑似患者登记在"肺结核患者和疑似患者胸部放射线检查登记本"（表 1-2），并向首诊医生报告影像学诊断结果。

表 1-2 肺结核患者和疑似患者胸部放射线检查登记本

序号	摄片日期	胸片号	姓名	性别	年龄	初 / 复诊*	初步诊断**	备注

* 初 / 复诊：根据非结核门诊开具的胸部放射线检查申请单填写：1. 初诊；2. 复诊

** 初步诊断：1. 活动性肺结核；2. 稳定性肺结核；3. 排除肺结核

6. 检验科　将涂片/培养结果登记在"县（区）级痰涂片检查登记本"和"县（区）级痰培养检查登记本"上，在登记本上注明是初诊检查还是随访检查，并向首诊医生报告检查结果。

（二）登记

1. 结核科　将所有就诊对象信息填写在"初诊患者登记本"上，对确诊肺结核患者填写在"县（区）级结核病患者登记本"上，并判定是否需要住院治疗，需要住院治疗者，转至结核病房住院治疗。

2. 住院部　危急重症患者直接收住院、鉴别诊断确诊的患者、因其他疾病住院后发现的肺结核患者在1天内通知结核科门诊医生进行登记。

（三）结核病定点医院内部报告、登记、转诊和检查流程图

见图1-1。

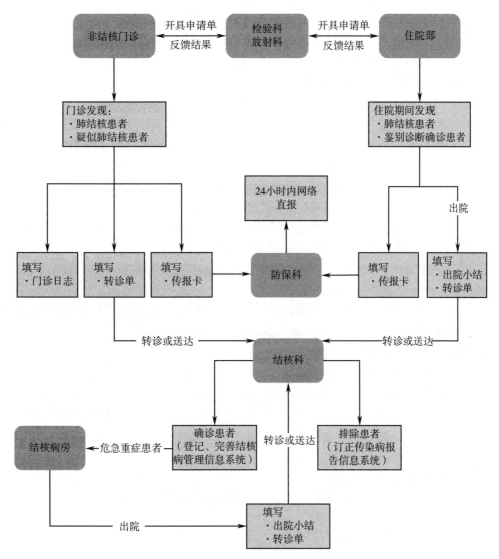

图1-1　结核病定点医院内部报告、登记、转诊和检查流程图

第三节　结核病分级诊疗

一、肺结核分级诊疗模式及机构分工

依托我国目前的结核病防治服务体系,肺结核分级诊疗的模式为基层医疗卫生机构负责首诊初筛、转诊和涂阴患者居家治疗,县(区)结核病定点医疗机构负责普通肺结核患者诊断治疗和管理,地市以上定点医疗机构负责疑难重症和耐药肺结核的诊断治疗和管理,以及传染期患者的住院隔离治疗。

(一)基层医疗卫生机构

1. 对就诊患者进行结核病有关筛查。

2. 对疑似结核病患者进行报告,并转诊到县(区)级结核病定点医疗机构进行诊断。

3. 落实菌阴肺结核患者以及痰菌阴转的涂阳患者居家治疗管理。

4. 协助定点医疗机构发放抗结核药品。

5. 开展结核病相关健康教育服务。

(二)县(区)级结核病定点医疗机构

1. 建立、完善内部结核病诊疗流程以及结核病防治工作机制和制度。

2. 对疑似肺结核患者进行诊断。

3. 按照肺结核门诊诊疗规范、有关临床路径的要求,对确诊的肺结核患者进行规范化治疗以及随访管理。

4. 负责传染病网络报告和结核病疫情信息的录入,逐步建立结核病患者电子登记和记录系统。

5. 对于符合居家治疗条件的患者转诊到患者所在的基层医疗卫生机构,并与疾控机构和基层医疗卫生机构有效衔接,落实患者的全程督导服药。

6. 对于诊断明确、化疗方案确定、一般情况良好但痰涂片阳性的传染性肺结核患者,转诊到肺结核持续治疗点进行继续治疗。

7. 对于疑难重症患者、疑似耐药患者等不能在县(区)级处理的患者,转诊到所在地(市)或省级结核病定点医疗机构进行进一步诊断和治疗。

8. 对涂阳肺结核患者的密切接触者进行筛查。

9. 对患者和家属开展结核病健康教育。

10. 接受疾控机构(或结核病防治机构)规划培训和督导。

11. 对结核病持续治疗点和基层医疗卫生机构进行结核病临床业务指导和培训。

(三)地市和省级结核病定点医疗机构

在县(区)级定点医疗机构职能的基础上,还包括以下工作职责:

1. 负责疑难重症及耐药肺结核患者的诊疗工作。

2. 对县(区)级结核病定点医疗机构进行结核病临床业务指导和培训。

二、结核病医疗机构能力标准

(一)总体标准

1. 结核病定点医疗机构须依法登记,取得《医疗机构医疗执业许可证》并定期校验合格,专业技术人员具备相应的执业资格证件。

2. 结核病定点医疗机构执业范围须至少含结核、感染、呼吸 3 个诊疗科目之中的一个。按结核病诊疗需求设置独立的结核门诊和病房,检验科设置独立的实验室开展结核病有关检查,医疗机构的药房、放射科和预防保健科需满足结核病防治相关工作的需要。

（二）普通肺结核定点医疗机构设置标准

1. 设施、设备标准

（1）结核病门诊:设置独立的候诊室、诊疗室和处置室;配备医用观片灯、检查床等;就诊区域标示清楚;工作要求和诊疗流程在明显位置张贴;具备基本抢救设备,如除颤仪、心电图等;具备开展健康促进的设备或材料,如电视机、宣传材料等。

（2）结核病房:设置独立的、符合呼吸道传染病病房设计要求的结核病房;处置室、护士站以及医生办公室独立设置;工作制度和流程完备;标识清楚。

（3）结核病实验室:检验科应设置相对独立的、符合生物安全二级防护要求的结核病实验室,具备开展痰涂片、培养和（或）分子生物学检测的基本设备,如生物安全操作柜（Ⅱ级）、双目显微镜、培养箱、冰箱、漩涡振荡器、高压灭菌锅、分子生物学检测设备等;实验室应区分洁净区、半污染区以及污染区并清晰标识;实验室工作要求和流程张贴明显位置;实验室可循环使用材料及医用垃圾的处理符合国家相关规定。

（4）药房、放射科和预防保健科:按医疗机构有关要求配置必需设备,能够满足抗结核药物储存和保管、结核病患者胸部影像学检查、疫情信息报告和管理的需要。

2. 人员标准

（1）结核门诊:根据门诊量配备结核门诊医师和护士;门诊医师应具备临床执业医师资格,有呼吸疾病或传染病诊疗专业经验,每年至少接受 1 次上级机构培训,至少 1 名医生具备中级及以上专业技术职称;设专人负责结核病疫情报告、转诊、随访等公共卫生职责;其他辅助人员应具备相关执业资格。

（2）结核病房:根据床位数配备相应的医师及护理人员;每个病区至少有 1 名具有高级职称的医师;每周至少开展 1 次病案讨论;医护人员每年至少接受 1 次上级机构培训。

（3）结核病实验室:应至少配备 1 名专职人员,能承担痰涂片、培养和分子生物学快速检测等工作,实验室人员每年至少接受 1 次上级机构培训。

（4）药房、放射科、预防保健科:设专人承担结核病相关工作。

（三）疑难重症和耐多药肺结核定点医疗机构设置标准

1. 设施、设备标准 需满足县（区）级定点医疗机构的标准,此外还需具备以下能力:

（1）有条件的医院设立负压病房。

（2）具有必要设备能够进行疑难危重患者诊疗或抢救。

（3）具有能够开展分枝杆菌培养、药敏试验、菌种鉴定的设备。

2. 人员标准

（1）按照国家相关规定配置门诊、病房医护人员数量。

（2）门诊以及病房至少具备 2 名高级职称医师。

三、肺结核患者诊疗流程

（一）首诊初筛

1. 基层医疗卫生机构对就诊患者进行有关肺结核的筛查。

2. 筛查对象

（1）因症就诊的患者。

（2）传染性肺结核密切接触者。

（3）65岁以上老年人。

（4）糖尿病患者、HIV感染者等肺结核高风险人群。

（5）健康体检人群。

3. 筛查方法

（1）症状筛查：肺结核主要症状包括咳嗽、咳痰≥2周，咯血或血痰。此外，胸闷、胸痛、低热、盗汗、乏力、食欲减退和体重减轻等为肺结核患者的其他常见症状。

（2）胸部影像学检查。

（二）疑似患者报告、转诊和追踪

1. 报告　对因症就诊、主动筛查和健康体检发现的疑似肺结核患者及时填报《中华人民共和国传染病报告卡》，进行疫情报告。

2. 转诊　基层医疗卫生机构、非定点医疗机构、体检机构将发现的疑似肺结核患者转诊至县（区）级结核病定点医疗机构进行诊断。

3. 追踪　基层医疗卫生机构和属地疾控机构对已进行传染病疫情报告，但未到属地结核病定点医疗机构就诊的肺结核患者和疑似肺结核患者进行追踪，督促其按时就诊。

（三）诊断、治疗和管理

1. 普通肺结核

（1）诊断：根据患者病史、体格检查、辅助检查结果进行诊断，诊断方法和标准遵循"肺结核门诊诊疗规范"、肺结核临床路径和肺结核诊断（WS 288—2017）。确诊的普通肺结核患者需填写"肺结核患者病案记录"（表1-3），详细记录诊疗过程。

（2）治疗方案：原则上按照国家结核病防治规划推荐的标准化初、复治方案进行治疗。

（3）治疗方式：痰涂片阴性肺结核患者若无并发症或其他特殊情况，在确定治疗方案后可转到基层医疗卫生机构进行居家治疗；痰涂片阳性患者原则上需住院治疗，诊断明确、治疗方案确定、病情平稳的患者可转至"肺结核持续治疗点"进行住院隔离治疗（有条件的地区，特别是耐药患者进行住院隔离治疗）；痰菌阴转的患者可转到基层医疗卫生机构进行居家治疗和随访管理。

（4）居家治疗管理：乡卫生院、村卫生室、社区卫生服务中心落实患者每日服药，详见《结核病患者健康管理服务规范》。治疗过程中如出现病情加重、药物不良反应等情况，需转到县（区）级结核病定点医疗机构进一步处理。

2. 耐多药肺结核

（1）筛查：有条件的县（区）可对疑似耐多药的肺结核患者开展培养和药敏试验或快速分子生物学耐药检测，将对异烟肼和利福平耐药的患者转诊到耐多药定点医疗机构进行确诊；只能开展培养检查的县（区）可将分离培养物上送到耐多药定点医疗机构进行药敏检测；没有培养和药敏试验能力的县（区）直接将疑似耐多药患者转诊至耐多药定点医疗机构。

（2）诊断：依靠病史、临床和实验室诊断，符合活动性肺结核诊断，药物敏感试验或分子生物学等检查证实至少对异烟肼和利福平耐药。具体诊断方法和标准遵循"耐多药肺结核临床路径"。

（3）治疗方案：原则上采用国家耐多药肺结核规划管理指南推荐的标准化方案进行治

疗,遇有药物耐药、不良反应、并发症等不能使用某种二线药物,或治疗过程中需要调整方案的患者,需由专家小组讨论确定药物的替换或调整。

（4）治疗方式:耐多药肺结核首先采取住院治疗,耐多药肺结核定点医疗机构在明确诊断、确定化疗方案、患者症状平稳后,将患者转诊到"肺结核持续治疗点"进行住院隔离治疗;痰菌阴转后可转诊到基层卫生医疗机构进行居家治疗和随访管理。

（5）治疗监测:治疗过程中按"耐多药肺结核临床路径"的要求进行痰涂片或培养、胸片、血尿常规、肝肾功能、听力、视力、视野(使用乙胺丁醇以及注射剂者)、心电图等项目的检查。

（四）肺结核患者入、出院标准

1. 入院标准

（1）肺结核患者处于传染期,即痰涂片镜检阳性。

（2）经实验室传统或快速分子生物学药敏试验确诊为耐多药肺结核的患者。

（3）存在并发症者,包括:咯血、气胸、呼吸衰竭及肺心病等。

（4）存在较重合并症者,包括:糖尿病需要调整胰岛素及糖尿病伴并发症、肺部感染、肝功能损害、肾功能不全、心功能不全等。

（5）重症涂阴肺结核、血行播散性结核病。

（6）肺结核合并肺外结核,如结核性脑膜(脑)炎、结核性心包炎、结核性胸膜炎、结核性腹膜炎、结核性盆腔炎等。

（7）出现较重不良反应者,包括:严重胃肠道反应、药物过敏、肝肾功能损害、神经和精神系统不良反应、血液系统不良反应、电解质紊乱等。

（8）需要手术治疗的患者。

2. 出院标准

（1）诊断基本明确、治疗方案确定。

（2）病情基本稳定,症状、体征好转。

（3）患者可耐受制订的抗结核治疗方案。

四、转诊细则

（一）转诊标准

1. 基层医疗卫生机构向普通肺结核定点医疗机构转诊标准

（1）初诊筛查发现有结核病可疑症状或胸部影像异常的疑似肺结核患者。

（2）患者在治疗管理过程中出现恶心、呕吐、视力或听力减退等药物不良反应者。

（3）患者在居家治疗过程中出现咳嗽、咳痰、发热等结核病症状加重者。

（4）存在糖尿病、肝肾疾病等合并症,或咯血等并发症者。

（5）治疗过程中出现其他问题处理困难者。

2. 普通肺结核定点医疗机构向疑难重症和耐多药肺结核定点医疗机构转诊标准

（1）诊断困难,需要做进一步鉴别诊断者。

（2）怀疑耐多药肺结核,需要进行进一步诊断和确定治疗方案者。耐多药肺结核可疑者至少包括以下几类高风险人群:慢性排菌患者和复治失败患者、密切接触耐多药肺结核患者的涂阳肺结核患者、初治失败患者、复发与返回的患者、治疗 3 个月末痰涂片仍阳性的初治涂阳患者、有条件的地区对所有涂阳患者进行耐药筛查。

（3）患者存在肺外结核、较重合并症及并发症,需要进一步诊疗者。

（4）治疗过程中出现较重不良反应,需要进一步检查和处理者。

（5）患者原有病情明显加重,或需要手术治疗者。

（6）其他处理困难患者,如妊娠、HIV 感染等。

3. 定点医疗机构向基层医疗卫生机构转诊标准

（1）诊断基本明确、治疗方案确定。

（2）患者不良反应及并发症得到改善。

（3）患者病情基本稳定。

（二）转诊流程

1. 转诊前,接诊医生 / 主诊医生应与患者和（或）患者家属进行沟通,详细介绍转诊目的、流程、医保报销政策等具体要求。

2. 基层医疗卫生机构、非定点医疗机构或体检机构对转诊的疑似肺结核患者需填写"结核患者或疑似肺结核患者转诊 / 推荐单",一式三份,一份交患者、一份寄送给属地县（区）结核病定点医疗机构,一份留存在本单位（附转诊单式样）。

3. 对已经确定肺结核诊断、因诊疗需要必须向上或向下转诊的患者,需由主诊医生开具"肺结核患者转诊单"。转诊单一式三份,一份交患者保留,一份留存在转出单位,一份由患者交由转入单位。

4. 转出单位应通过电子化信息平台、电话、传真、邮件等途径,将转出信息传达至转入单位。转入单位与患者接洽后根据转诊目的及时采取相应行动,落实患者治疗管理、为患者提供所需诊断和治疗服务。

5. 疾控系统负责对转诊患者是否到位进行跟进,若患者 3 日内未与转入单位取得联系,需与转出到单位协同对患者进行追踪,确保患者得到及时的、不间断的诊疗服务。

（三）转诊有关要求

1. 各地应按照各级机构的职责和转诊标准,结合本地区具体情况制订"肺结核双向转诊实施细则",并严格遵照执行。

2. 各级定点医疗机构应首先满足基层转诊的肺结核患者诊疗需求,建立"绿色通道"优先提供服务,不得推诿和拖延。

3. 双向转诊工作应纳入对卫生计生行政部门对结核病定点医疗机构的评估考核（详见"督导与考核评估"）。

表 1-3　肺结核患者病案记录

姓名：	性别：　男　女	出生日期：　年　月　日　（岁）		职业：
身份证号：	民族：	登记号：		病案号：
现住址：	户籍地址（外地户籍者填写）： 已在本辖区居住的时间：			
工作单位：	电话：　　　　　患者家庭年人均收入：　元 / 年			
联系人 1 姓名：	电话：			
联系人 2 姓名：	电话：			
患者来源：　因症就诊　转诊追踪　因症推荐　接触者检查　健康检查　其他				羁押人员：是　否
医保类型：　新农合　城市居民　城市职工　未参保				

主诉：

现病史：

本次症状出现日期： 年 月 日;本次首诊日期： 年 月 日

本次就诊时症状： 咳嗽 咳痰 咯血 胸痛 发热 乏力 食欲减退 盗汗 其他

既往结核病诊断和治疗情况:无 有(如有,填下列项目)
首次确诊日期： 年 月
抗结核治疗史： 有 无
首次治疗日期： 年 月
累计用药量:H,___天;R,___天;S,___天;E,___天;Z,___天
停止治疗原因： 治愈(满疗程,医嘱停药) 症状好转(自行停药) 其他

既往史：
卡介苗接种史： 有 无
肝病史： 有 无
肾病史： 有 无
与结核病患者的密切接触史： 有 无
药品过敏史： 有 无

体格检查：
一般情况:体温(℃)血压(/ mmHg)脉搏(次/分)呼吸(次/分)
　　　　　体重(kg)

胸部检查：

续表

心脏检查：

肝脏检查：

肾脏检查：

其他：

结素试验、影像学和实验室检查：

结素试验（PPD）结果：　　　mm;试验日期：　年　月　日

影像学检查结果:空洞：有　无　　影像学号：

痰菌检查：

痰涂片检查结果:阴性　1+　2+　3+　4+　未查及原因：

痰培养检查结果:阴性　1+　2+　3+　4+　未查及原因：

痰培养检查结果报告时间：　年　月　日

药敏试验结果:H　耐药　敏感　污染　未做

R　耐药　敏感　污染　未做

E　耐药　敏感　污染　未做

S　耐药　敏感　污染　未做

药敏试验结果报告时间：　年　月　日

HIV 抗体检测结果：已知阳性　新检测初筛阳性　新检测确认阳性　阴性　拒查　未提供

如果 HIV 阳性,最近一次 CD4$^+$ 细胞计数值：　　　/mm^3;报告时间：　年　月　日

结果登记：

本次确诊日期：　年　月　日　诊断结果：

合并其他系统结核：无　有(结脑　淋巴　骨关节　泌尿　生殖　消化系统　皮肤　多系统　其他)

合并症：无　有(糖尿病　尘肺　精神病　其他)

本次登记日期：　年　月　日

患者登记分类：新患者　复发返回　初治失败　其他

治疗情况：

本次治疗日期：　年　月　日

治疗分类：初治　复治　治疗方案：

抗结核药品费用支付方式：免费　自费　其他(公费、社保等)

治疗管理方式：全程督导　强化期督导　全程管理自服药

变更方案：　　　　　变更日期：

本次诊断结核病时 HIV 阳性者已开始抗病毒治疗：无　有,开始日期：　年　月

本次诊断结核病时 HIV 阳性者已开始 CPT 治疗：无　有,开始日期：　年　月

住院情况

确诊后是否住院：　是　否

第一次住院

开始住院日期：　　年　月　日

住院治疗原因：　涂阳隔离治疗　病情重,对症处理　合并症处理　不良反应处理　其他

住院期间是否进行抗结核药物治疗：　是　否

出院日期：　　年　月　日(请附上出院小结)

第二次住院

开始住院日期：　　年　月　日

住院治疗原因:涂阳隔离治疗　病情重,对症处理　合并症处理　不良反应处理　其他

住院期间是否进行抗结核药物治疗:是　否

出院日期：　　年　月　日(请附上出院小结)

转诊情况

本次就诊是否由基层医疗卫生机构转诊：　是　否

　　　　　　　　　　　　　　如是,转诊单位＿＿＿＿＿＿＿＿＿社区卫生中心/乡镇卫生院

本次就诊是否由上级定点医疗机构转诊：　是　否

　　　　　　　　　　　　　　如是,转诊单位＿＿＿＿＿＿＿＿＿定点医疗机构

患者治疗期间,是否向上级定点医疗机构转诊：　是　否

　　　　　　　　　　　如是,填写下列转诊情况

转诊次序	转出情况			转回情况	
	单位	时间	原因	是否	时间
第1次					
第2次					
……					

单位:地市级定点医院　省级定点医院　外省定点医疗机构　其他

原因:重症救助　耐多药　住院严重不良反应处理　难治、疑难病例

治疗管理结果

停止治疗日期：　　年　月　日

停止治疗原因：　治愈　完成疗程　死亡(结核、非结核)　失败　丢失　其他(不良反应、诊断变更、拒治、转入耐多药治疗)

实际治疗管理方式：　全程督导　强化期督导　全程管理自服药

治疗费用(全疗程结束后):

是否实施单病种定额付费：　是　否

如是,门诊单病种定额标准为:＿＿＿＿＿＿元,患者自付费用:＿＿＿＿＿＿元;

　　　住院单病种定额标准为:＿＿＿＿＿＿元,患者自付费用:＿＿＿＿＿＿元。

医生签名:

病程记录

姓名(第　页)登记号

门诊治疗基本检查服务项目提供情况

（将患者门诊治疗随访检查服务项目汇总至下表）

检查情况		基本检查服务项目								
		涂片	胸片	血常规	尿常规	肝功能	肾功能	血糖	心电图	视力视野
治疗前	是否 *	—	—							
	结果 #	—	—							
第1个月	是否 *	—	—		—			—	—	
	结果 #	—	—		—			—	—	
第2个月	是否 *				—			—	—	
	结果 #				—			—	—	
第3个月	是否 *	—	—		—			—		
	结果 #	—	—		—			—		
第4个月	是否 *	—	—		—			—		
	结果 #	—	—		—			—		
第5个月	是否 *		—		—			—	—	
	结果 #		—		—			—	—	
第6个月	是否 *				—			—		
	结果 #				—			—		
第7个月 （复治）	是否 *	—	—		—			—		
	结果 #	—	—		—			—		
第8个月 （复治）	是否 *				—			—		
	结果 #				—			—		

填表说明：

（1）* 若是，在栏内画"√"；若否，画"×"；

（2）# 记录为异常或未见异常

门诊治疗药品提供情况

（将患者门诊治疗的药品情况汇总至下表）

药品情况		药品				
		异烟肼	利福平	乙胺丁醇	吡嗪酰胺	其他抗结核药（请注明）
第1个月	是否 *					
	剂型					
	剂量					
第2个月	是否 *					
	剂型					
	剂量					
第3个月	是否 *					
	剂型					
	剂量					

续表

药品情况		药品				其他抗结核药（请注明）	
		异烟肼	利福平	乙胺丁醇	吡嗪酰胺		
第4个月	是否 *						
	剂型						
	剂量						
第5个月	是否 *						
	剂型						
	剂量						
第6个月	是否 *						
	剂型						
	剂量						
第7个月（复治）	是否 *						
	剂型						
	剂量						
第8个月（复治）	是否 *						
	剂型						
	剂量						

填表说明：

（1）* 若是，在栏内画"√"；若否，画"×"；

（2）剂型：1 为 FDC，2 为板式药，3 为散装药；

（3）剂量：以为"克"为单位记录

影像学检查及化验单粘贴页

培训要点

1. 我国结核病防治服务体系的组成及各自职责。
2. 结核病定点医疗机构不同部门的工作职责。
3. 不同级别定点医疗机构的分工及转诊标准。

课后练习题

1. 选择题

（1）新型结核病服务体系包括哪三个主要机构？（　　　）

A. 疾控机构、定点医疗机构、基层医疗卫生机构

B. 疾控机构、综合医院、结核病专科医院

C. 疾控机构、结核病专科医院、基层医疗卫生机构

D. 结核病专科医院、综合医院、私立医院

（2）"十三五"规划要求地市级结核病定点医疗机构需要具备的能力包括（　　　）。

A. 痰涂片和痰培养检测　　　　　　　B. 药敏试验和菌种鉴定

C. 结核病分子生物学快速诊断　　　　D. 以上都是

2. 简答题

（1）耐多药结核病定点医疗机构应具备什么样的条件和能力？

（2）县区级和地市级定点医疗机构的分工有何不同？

（3）在基层医疗卫生机构治疗的肺结核患者，在什么情况下需要转诊到定点医院？

（马　艳　刘宇红）

第二章 结核感染、发病与分类

学习目的

1. 掌握结核病的分类原则。
2. 熟悉结核分枝杆菌生物学特性。
3. 了解结核分枝杆菌传播的 3 个环节。
4. 了解结核病发生和发展的免疫学机制。

第一节 结核病病原学

1882 年 3 月 24 日,Robert·Koch 首先发现了结核病的致病菌。1896 年,Lehmann 与 Neumann 将其正式命名为结核分枝杆菌(mycobacterium tuberculosis,MTB)。在微生物分类中,分枝杆菌属于裂殖菌纲,放线菌目,分枝杆菌科,分枝杆菌属。分枝杆菌属包括结核分枝杆菌复合群、非结核分枝杆菌和麻风分枝杆菌。结核分枝杆菌复合群包括结核分枝杆菌、牛分枝杆菌、非洲分枝杆菌和田鼠分枝杆菌。

一、结核分枝杆菌的生物学特征

(一)基本形态

结核分枝杆菌为细长略弯曲、两端钝圆的杆菌。长 1~4μm,宽 0.3~0.6μm。呈单个或分枝状排列,无菌毛和鞭毛,不形成芽胞,现证明有荚膜,生长发育期间有分枝生长倾向。经抗酸染色菌体呈红色杆状,单个散在或呈 "人、V、T、Y" 形排列。在人工培养基上,因菌型、菌株和环境条件不同,可呈颗粒状、串球状、短棒状、长丝形等。

结核分枝杆菌除典型形态外,还具有多形态性,可能与环境、药物及宿主免疫功能的影响有关。在营养不良的条件下可出现滤过型、颗粒型、球型(L 型)。滤过型是 1901 年 Foutes 在电子显微镜下观察到的细菌滤器滤过的结核分枝杆菌培养滤液中的球状微粒小体。1991 年 Khomeko 在豚鼠肺结核模型中发现其存在于空洞壁中,形态小于典型结核分枝杆菌 20 倍。颗粒型是 1907 年 Much 在结核性脓肿、干酪性淋巴结炎等脓液中检出的革兰染色阳性颗粒,称为莫赫颗粒。其在适宜的营养条件下,可重新生长、增殖为典型结核分枝杆菌。球型(L 型)是 1935 年 Kleneberger 发现的菌体细胞呈球形、线状体和膨胀的巨大球形体等多种形态的结核分枝杆菌,命名为 L 型。其菌落细小,细菌细胞壁缺失,导致其缺乏分枝菌酸,不仅抗酸染色阴性,而且其致病力相对减弱,难以激活巨噬细胞转化为上皮样细胞与朗格汉斯细胞的形成。L型细菌可以在机体内存活,具有潜在的危害性,当机体免疫功能低下时,细菌能够大量生长繁殖,导致结核病发生、进展。

(二) 微细结构

电子显微镜下显示,结核分枝杆菌由细胞壁、细胞膜、细胞质、核物质构成。

1. 细胞壁 位于菌体外层,由内、外电子密度层及其之间的电子透明层组成,较其他细菌的细胞壁厚。细胞壁含有大量的脂类,具有坚韧性和疏水性,可保护菌体固有形态、抵抗细胞质的渗透、抵抗酸、碱物质以及宿主对细菌的破坏及杀伤作用。

2. 细胞膜 是富有柔软性和弹性的半透膜,位于细胞壁内层,主要成分是磷脂和蛋白质,并含有多种酶类,具有选择性通透和物质转运功能。

3. 细胞质 由水、蛋白质、核酸、脂质以及少量的糖类和无机盐类等组成。细胞质含有多种酶类,是合成蛋白质和核糖核酸(RNA)的场所。细胞质内具有多种内含多糖、脂类、无机盐类等成分的颗粒,其嗜碱性较强,可被亚甲蓝染成蓝色,是营养储存的场所。细胞质内不含内质网与线粒体等结构。细胞质内的中介体(间体)是一种由细胞膜内陷折叠而成的膜样结构,含有大量呼吸酶类,为细菌的新陈代谢提供能量。

4. 核物质 由单一双股脱氧核糖核酸(DNA)组成的环状染色体反复回旋盘绕组成。一个菌细胞内有1~2个核质,多位于菌体内的中部。

(三) 基因组

1988年,英国Sanger中心和法国Pasteur研究所对结核分枝杆菌H37Rv菌株进行全基因组测序。2002年,Camus等对H37Rv菌株的基因组重新分析并注释。结果显示:结核分枝杆菌基因组为4.4Mb,鸟嘌呤/胞嘧啶(G/C)含量达65.6%。预测含4411编码基因,其中3924个基因编码蛋白质,50个基因编码稳定的RNA,376个蛋白质为结核分枝杆菌独有。不同的菌株基因组不尽相同。

二、结核分枝杆菌的特性

(一) 染色特性

结核分枝杆菌无色,革兰染色不宜着色。但其具有抗酸染色性,即细菌经苯胺染料染色后的一种耐受酸和(或)醇脱色的着色性。其抗酸染色性的基础是结核分枝杆菌富含脂质外壁,特别是分枝菌酸,赋予结核分枝杆菌对酸、碱、表面活性剂等更强的耐受性。分枝菌酸是分枝杆菌共有的物质,因此,抗酸染色性并非是结核分枝杆菌菌种鉴定的绝对特征。

(二) 生长特性

缓慢、兼性寄生、需氧和持留性是结核分枝杆菌的生长特点。结核分枝杆菌在含鸡蛋、血清、丙三醇和天门冬素等的培养基上才能生长发育、分裂、增殖。培养时,5%~10%的二氧化碳(CO_2)可刺激其生长,最适pH为6.8~7.2,最适温度为35~37℃。其生长缓慢,接种后培养2~4周才出现肉眼可见的菌落。菌落干燥、坚硬,表面呈颗粒状、乳酪色或黄色,形似菜花样。在液体培养基内呈膜样生长,随着菌龄增长,菌膜逐渐加厚,皱褶,有毒株在液体培养基呈索状生长。结核分枝杆菌生长所需主要成分包括:

(1)氧气(O_2):结核分枝杆菌是需氧菌,在无氧环境中无法生长。

(2)碳:丙三醇和葡萄糖是结核分枝杆菌生长所需的重要碳源,但前者可抑制牛分枝杆菌和耐异烟肼(INH)结核分枝杆菌的生长。

(3)氮:是合成分枝杆菌原生质的重要原料。因结核分枝杆菌不能直接利用空气中的氮,需在培养基中加入能溶于水的有机含氮化合物,如天门冬素。

（4）磷脂:卵黄是分枝杆菌生长所需磷脂的主要来源。陈旧鸡卵中脂肪酸的含量较高,能抑制分枝杆菌的生长,因此,在制备含鸡卵的培养基时需用新鲜鸡蛋。

（5）无机盐类:主要为硫、磷、钾、镁、铁、锌等。是结核分枝杆菌生长发育不可或缺的营养成分,是组成和促进细菌细胞酶活化、蛋白质转运与蛋白质的合成中不可缺少的因子,在细菌细胞赖以维持渗透压和调节胞质内环境的酸碱平衡中起到重要作用。

（三）生化特性

结核分枝杆菌不发酵糖类,可合成烟酸和还原硝酸盐,大多数触酶试验阳性、热触酶试验阴性。前者是与牛分枝杆菌鉴别的要点,后者是与非结核分枝杆菌鉴别的要点。

（四）抵抗力

结核分枝杆菌细胞壁中含有大量类脂质,具有疏水性,对物理和化学因素的抵抗力强于普通细菌。

1. 物理因素的影响　①煮沸 60℃ 30 分钟、70℃ 10 分钟、80℃ 5 分钟和 90℃ 1 分钟可杀灭结核分枝杆菌。②高压 1.05kg/cm² （121.3℃）30 分钟可杀灭结核分枝杆菌。③结核分枝杆菌对紫外线较为敏感。痰标本在直射的太阳光下照射 2~7 小时,可以杀死结核分枝杆菌。但紫外线的穿透力比较弱,常用于空气和物体表面的消毒。

2. 化学因素的影响　① 70%~75% 的乙醇可使结核分枝杆菌细胞蛋白质变性凝固产生杀菌作用。结核分枝杆菌直接接触 5~30 分钟可以被杀死,但不能用于痰的消毒。②苯酚液通过破坏结核分枝杆菌细胞膜使细胞质内容物漏出、菌体蛋白质变性凝固、抑制菌体脱氢酶和氧化酶等酶系统而杀死细菌。2% 苯酚 5 分钟,5% 苯酚 1 分钟能灭活结核分枝杆菌培养物。③"84"消毒液所含的氯是氧化剂,通过降解菌体的酶、氧化菌体蛋白、影响代谢而杀菌。0.5%"84"消毒液 15 分钟可灭活结核分枝杆菌培养物。④甲醛可使菌体蛋白变性凝固而杀死细菌。1% 甲醛处理 5 分钟,可使细菌死亡。

（五）耐药性

结核分枝杆菌的自然突变率在 10^{-10}~10^{-5} 之间。野生型结核分枝杆菌对一线抗结核药物敏感,但易产生耐药性变异。主要机制为屏障机制、药物降解或灭活酶参与药物失活或代谢途径改变、细胞内药物靶基因位点突变等。如结核分枝杆菌耐利福平系其编码 RNA 聚合酶 β 亚基的 *rpoB* 基因突变所致;耐异烟肼与过氧化氢—过氧化物酶编码基因 *katG* 和（或）烯酰基还原酶编码基因 *inhA* 突变有关。

（六）变异性

结核分枝杆菌可发生形态、菌落、毒力、免疫原性和耐药性等变异。其在人工培养基上反复连续传代,可产生变异而毒力降低。其耐药性在机体内及试管内均能产生,并可传代。耐药的结核分枝杆菌的形态、生物学性状以及毒力都会发生改变,如有些菌体会伸长和缩短、颗粒增多呈串珠状、抗酸性减弱等。异烟肼耐药株的过氧化酶、耐热触酶活性丧失,硝酸还原酶减少或消失。

（七）致病性

结核分枝杆菌不产生内、外毒素,其致病性可能与细菌在组织细胞内大量繁殖引起的炎症、菌体成分和代谢物质的毒性以及机体对菌体成分产生的免疫损伤有关。详见后述。

（八）免疫性

结核病的免疫性属于感染免疫,又称有菌免疫,即宿主体内存在结核分枝杆菌或其组分时才产生免疫应答,主要是以 T 细胞为主的细胞免疫。虽然结核分枝杆菌抗原能刺激机体产生抗体,但抗体只能与释出的细菌接触才能发挥辅助作用。此外,宿主对结核分枝杆菌产生保护性免疫的同时,也可以诱发迟发型超敏反应,两者均为 T 细胞介导的结果。

第二节 结核分枝杆菌的传播

一、结核分枝杆菌传播的 3 个环节

(一)传染源

结核病的主要传染源为痰涂片阳性的肺结核患者。当其咳嗽、打喷嚏或大声说话时,肺部病灶中的结核分枝杆菌随呼吸道分泌物形成的飞沫排放到空气中,健康人吸入后可发生结核分枝杆菌感染,部分感染者发生、发展为肺结核。

(二)传播途径

呼吸道感染是肺结核的主要感染途径,飞沫传染为最常见的传播方式。

1. 飞沫传染 肺结核患者咳嗽、咳痰时排出的飞沫是结核病传播的主要方式。直径大于 100μm 的飞沫随即落地,而较小的飞沫在空气中悬浮,其水分蒸发后成为直径 1~10μm、数小时悬浮于空气中的微滴核(飞沫核),并可扩散至数米外。含有结核分枝杆菌、直径 >2μm 的微滴核可为上呼吸道、气管及各级支气管内的黏液捕捉,经喷嚏、咳嗽、咳痰等防御反射排出体外,而含有结核分枝杆菌、直径 <2μm 的微滴核可进入肺泡,导致感染或病变的发生。

2. 再生气溶胶(尘埃)传染 涂阳肺结核患者痰液中含大量的结核分枝杆菌,其痰液暴露于空气中逐渐干燥,形成再生气溶胶,随尘埃飞散传播。尘埃中的菌块随空气飘落,干燥形成单个细菌,其在干燥的痰中可存活 6~8 个月,随尘土飞扬空气中的结核分枝杆菌可保持传染性 8~10 天。

3. 消化道传染 多由饮用未经消毒的患结核病牛的牛奶引起。虽然,结核分枝杆菌进入胃内后,易被胃酸杀灭,但若大量结核分枝杆菌存在,则有可能遭受感染。

(三)易感人群

结核分枝杆菌未感染过的人群具有普遍的易感性。当机体防御功能低下时,结核分枝杆菌将进入下呼吸道,引起感染。而各种原因导致机体免疫功能降低、涂阳肺结核患者的密切接触者等则是继发性肺结核的易感人群。此外,活动性结核病人群易感基因的研究提示一些基因位点的多态性与结核病的发病显著相关。

二、结核病传播的影响因素

(一)生物因素

结核分枝杆菌的不同亚型具备不同的毒力、存活力和耐药性,是影响其传播的重要因素。微滴核直径的大小决定其能否进入肺泡引起病变。肺结核患者的传染性与其排菌量成正比,而后者取决于患者肺内病变的特点和症状。空洞病变的患者痰中含有大量结核分枝杆菌,而咳嗽是肺结核患者产生飞沫的主要方式。研究显示每晚咳嗽 48 次以上患者的儿童家庭接触者感染率为 43.9%,而咳嗽 12 次以下患者的儿童家庭接触者感染率为 27.5%。传染源周围人群与传染源接触越密切,受感染的机会越多。有研究显示密切接触者感染率较偶尔接触者高 20% 以上。此外,亦有报道北京基因型菌株和耐多药菌株是导致结核分枝杆

菌近期传播的危险因素。

（二）自然因素

结核病发病的高发季节是冬春季。结核分枝杆菌对外界抵抗力较强,在阴湿处能生存5个月以上。冬春季节气温较低,人们在室内的时间增加,人群密集,增加了结核分枝杆菌在人间传播的机会。此外,结核病传播的地理环境差异主要体现在不同地域人群居住密集尤其是共居一室人群的密集程度、当地人群结核病感染状态、结核病疫情等。

（三）社会因素

1. 防控措施　是人类与结核病抗争过程中产生并发展的、有效的控制结核病传播与流行的手段或措施。在结核病控制中发挥了重要作用。例如针对传染源,最重要的手段是采取多种措施及时发现并治愈传染源。针对传播途径,加强对患者的健康教育,减少其无防护的排菌,在医院等公共场所加强感染控制措施等。针对易感人群,在儿童中推广使用 BCG 疫苗并积极开发针对成人的抗结核疫苗。

2. 经济水平　结核病的高发地区均为贫穷、落后的地区。恶劣的生存环境、低下的营养状态、不良的卫生习惯、匮乏的医疗资源等是这些地区结核病流行的重要原因。而经济发展可提高生活水平、改善营养状况,有利于发病率的降低;患者卫生意识和习惯的改进有助于减少结核分枝杆菌的排放和传播;卫生服务体系的改善也将使患者得到及时的诊疗服务,从而缩短患者的传染时间。

3. 人口　人口的聚集程度和患病人群的行为均是影响结核病传播的重要因素。在人口密集地区,尤其是室内等与结核病患者密切接触的场所,结核病易于传播。患者对结核病诊治的知晓率及其接受诊治的依从性、有效性将影响其排菌时间。此外,不同区域间流动人口的增多均增加了患者与不同人群接触的机会,增加了结核病传播的几率。

第三节　结核病发病机制

结核病的发生主要是结核分枝杆菌致病性与宿主免疫力相互制约、相互拮抗的结果,其发病机制主要与结核分枝杆菌感染后引发的宿主免疫应答相关。

一、结核分枝杆菌的致病性

（一）致病物质

结核分枝杆菌致病物质主要为荚膜、脂质和蛋白质。

1. 荚膜　主要成分为多糖、部分脂质和蛋白质。其与吞噬细胞表面的补体受体 3(CR3)结合,有助于结核分枝杆菌在宿主细胞上黏附与入侵;其所含的多种酶可降解宿主组织中的大分子物质,供入侵的结核分枝杆菌繁殖所需的营养;其可防止宿主的有害物质进入菌体,抑制结核分枝杆菌入侵后导致的吞噬体与溶酶体融合,以保证结核分枝杆菌的生长与繁殖。

2. 脂质　细菌毒力可能与其所含复杂的脂质成分有关。①索状因子是分枝菌酸和海藻糖结合的一种糖脂,使细菌在液体培养基中呈蜿蜒索状排列。此因子与结核分枝杆菌毒力密切相关,能破坏细胞线粒体膜,影响细胞呼吸,抑制白细胞游走和促进慢性肉芽肿的形成。②磷脂能促使单核细胞增生,并使炎症灶中的巨噬细胞转变为类上皮细胞,从而形成结核结节。③硫酸脑苷脂(sulfatide)可抑制吞噬细胞中吞噬体与溶酶体的结合,使结核分枝杆菌能在吞噬细胞中长期存活。④蜡质 D 是一种肽糖脂和分枝菌酸的复合物,可从有毒株或卡介苗中用甲醇提出,具有佐剂作用,可激发机体产生迟发型超敏反应。

3. 蛋白质 具有抗原性,其与蜡脂 D 结合后能使机体发生超敏反应,引起组织坏死和全身中毒症状,并在结核性肉芽肿的形成中发挥一定作用。

(二)病原性和毒力

病原菌的致病性指其引起宿主病理性反应的本质和能力。前者称之为病原性,而后者称之为毒力。结核分枝杆菌具有较为稳定的病原性,可侵入宿主细胞,在其内生存、繁殖,逃避巨噬细胞防御机制,引起细胞损伤,杀死宿主细胞,引起人—人间传播等。毒力是结核分枝杆菌菌株的特性,具有不完全稳定性,在人工培养基上多次传代会引发毒力下降。毒力的大小可能与结核分枝杆菌的体内生长、相关蛋白质、相关基因等有关,确切的机制还有待于进一步研究。

二、结核病分枝杆菌侵入人体后的转归

如上所述,结核分枝杆菌由空气飞沫携带经呼吸道进入肺脏后,①可被上呼吸道、气管、支气管及其分支内的黏液捕捉,经纤毛运动形成的喷嚏、咳嗽、咳痰等防御反射排出体外。②可在宿主肺泡等处着床,引发细胞免疫介导的免疫应答反应,从而被杀灭。③通过多种机制逃逸宿主的免疫防御,在肺泡内生长繁殖,引起原发性肺结核。④可呈休眠状态,导致结核分枝杆菌潜伏感染。⑤休眠状态的结核分枝杆菌重新生长繁殖,导致结核病的发生与发展。

三、结核分枝杆菌侵入后的宿主免疫应答过程

结核分枝杆菌侵入肺组织后,其表面配体与肺泡巨噬细胞表面受体相结合从而吸附于肺泡巨噬细胞,后者细胞壁内陷,远端壁融合呈吞噬小体。吞噬小体进入肺泡巨噬细胞后与胞质内溶酶体结合形成吞噬溶酶小体。小部分结核分枝杆菌可被溶酶体降解、灭活,但大部分结核分枝杆菌可抵抗溶酶体的降解灭活作用,形成肉芽肿或者直接导致吞噬溶酶体破溃,进入胞质,胞质内的结核分枝杆菌的自然抗原被分解、加工、组装成多种抗原多肽,运送至肺泡巨噬细胞表面,与组织相容性复合体Ⅱ结合,构成递呈抗原。后者可致敏 CD4$^+$T 淋巴细胞,引发宿主免疫反应。CD4$^+$T 淋巴细胞在巨噬细胞等分泌的白细胞介素-12(IL-12)、IL-18 等细胞因子的作用下,引发 Th1 为主的细胞免疫反应,释放 γ-干扰素等细胞因子,激活巨噬细胞,通过氧化代谢过程中活性氧中间产物的氧化杀菌、氧化氮合成酶依赖的细胞毒性作用、巨噬细胞凋亡、Toll 样受体等多种机制抑制结核分枝杆菌的复制、杀灭结核分枝杆菌,在感染部位形成肉芽肿,使病变局限、甚至自愈。

反之,肺泡巨噬细胞内的结核分枝杆菌也可以通过改变巨噬细胞的摄取方式、阻止溶酶体与吞噬体的结合、消除氧化基团的杀菌作用、控制细胞信号的传递、增加 IL-10 和 TGF-β 等细胞因子的释放、减少巨噬细胞凋亡等机制逃逸免疫防御反应,在肺泡巨噬细胞内生长、繁殖,导致巨噬细胞产生 IL-10 等前炎症细胞因子,致敏 CD4$^+$T 淋巴细胞,诱发 Th2 为主的病理学免疫反应。Th2 细胞分泌 IL-4、IL-5、转化生长因子(TGF)等,使巨噬细胞失活,拮抗 Th1 反应,促进病变发展、渗出、坏死乃至空洞形成、支气管播散。

四、结核病发生、发展的主要免疫学机制

(一)细胞介导免疫反应和迟发型超敏反应

1. 细胞介导免疫反应(cell-mediated immunity,CMI) 指对结核分枝杆菌及其抗原成分有特异性克隆与扩增能力的 T 淋巴细胞及细胞因子,激活巨噬细胞杀灭结核分枝杆菌的过

程。一般于结核分枝杆菌感染后 3 周内建立,通过 T 细胞介导的抗菌活性,承接自然免疫,消除结核分枝杆菌的初次感染;建立免疫记忆系统,进行免疫监视,防止潜伏感染复燃,并在再发性感染中迅速应答保护宿主。

2. 迟发型超敏反应(delayed type hypersensitivity,DTH)　也称组织破坏性 DTH 或细胞毒性 DTH,是一种病原性免疫反应,指机体过度的免疫反应导致病变组织内含有结核分枝杆菌但未被活化的巨噬细胞死亡和组织坏死,这样消除了结核分枝杆菌生存所需的细胞内环境。在结核分枝杆菌感染过程中,DTH 与 CMI 几乎同时建立,其诱导结核分枝杆菌过载巨噬细胞,使邻近细胞对肿瘤坏死因子-α(TNF-α)敏感性增高,细胞溶解,导致肉芽肿和干酪坏死形成。此外亦有其他机制,如抗原—抗体—补体复合物、一氧化氮(NO)等也可能与组织坏死相关。

CMI 是机体有益的免疫应答,而 DTH 则是有害的免疫反应。CMI 贯穿了结核病发生与发展的始终,而 DTH 则是 CMI 的一个发展过程和一个部分,是一种过度反应的 CMI。

（二）Th1/Th2

依据关键淋巴细胞因子和抗原提呈细胞的不同,将 CD4$^+$T 细胞分为 Th1 和 Th2 细胞。两者成负性相关,构成相互调控系统。Th1 细胞分泌 IL-2、IL-12、IL-8、IFN-γ、TNF-β 等,其引发的免疫应答称为 Th1 优势应答,主要通过介导巨噬细胞活化等机制,杀灭结核分枝杆菌。Th2 细胞分泌 IL-4、IL-5、IL-10、TGF-β 等,其引发的免疫应答称为 Th2 优势应答,通过促进肥大细胞和嗜酸性粒细胞的活化与增殖、参与体液免疫反应、诱导巨噬细胞失活等机制,促进结核分枝杆菌逃逸免疫防御机制,在病变部位生长、繁殖,形成病灶。Th1/Th2 的失衡是结核病发生和发展的重要机制之一,更多的新机制还有待于进一步探讨。

（三）巨噬细胞

巨噬细胞是保护性免疫的主要起始和效应细胞,在维持 Th1/Th2 平衡中发挥重要作用。其可通过氧化代谢过程中活性氧中间产物的氧化杀菌、氧化氮合成酶依赖的细胞毒性作用、巨噬细胞凋亡、Toll 样受体等多种机制抑制结核分枝杆菌的复制、杀灭结核分枝杆菌。但结核分枝杆菌也可以通过改变巨噬细胞的摄取方式、阻止溶酶体与吞噬体的结合、消除氧化基团的杀菌作用、控制细胞信号的传递、增加 IL-10 和 TGF-β 等细胞因子的释放、减少巨噬细胞凋亡等机制逃逸免疫防御反应,在肺泡巨噬细胞内生长、繁殖。

（四）细胞凋亡

细胞凋亡是指细胞在一定条件下,受自身基因调控、自行结束生命活动的过程,是细胞衰老死亡的一种主动过程。结核病病变部位的巨噬细胞、CD4$^+$T、CD8$^+$T、中性粒细胞等均可凋亡,使结核分枝杆菌丧失生存环境,细菌活力降低,从而被杀灭。含结核分枝杆菌的巨噬细胞凋亡后,细菌被包埋在凋亡小体中,可被单核细胞吞噬,触发有效的胞内杀菌机制。

五、不同结核分枝杆菌感染状态的免疫学反应

（一）原发感染和原发性肺结核

原发感染是指人体首次感染结核分枝杆菌,多见于儿童,也常发生于既往未感染结核分枝杆菌、结核菌素反应阴性的成人。原发感染为自我限制的亚临床感染过程,仅少数感染者发展为原发性结核病。

原发感染时,人体对结核分枝杆菌没有特异性免疫力,也无过敏性。结核分枝杆菌进入肺泡腔后,可被巨噬细胞吞噬,并在其内生长、繁殖,导致巨噬细胞崩解,释放的结核分枝杆菌在肺泡内繁殖,形成炎性渗出病变,称为原发灶。感染后数小时,结核分枝杆菌沿肺门淋

巴系统进入肺门淋巴结,使之形成结核病变,引起淋巴结肿大。肺内原发灶、肺门淋巴结肿大及连接其间的淋巴管炎症合称为原发综合征。

原发感染 3~6 周,宿主产生细胞介导的 Th1 免疫反应,使巨噬细胞活化,结核分枝杆菌被杀灭,结核性肉芽肿形成,干酪物质吸收,肉芽肿组织纤维化和钙化,原发感染被控制。

但是,约 5% 的原发感染者可发展为原发性结核病。系因保护性免疫建立的同时,组织坏死性变态反应亦建立。在一些保护性免疫低下的原发感染者的肉芽肿中,结核分枝杆菌继续生长、繁殖,肉芽肿中心组织大量坏死,肺部原发灶增大,偶有液化形成空洞和支气管播散。纵隔、肺门淋巴结病变进展较为常见,形成支气管淋巴结结核。少数营养不良或同时患有其他传染病(如麻疹、流感、百日咳)的患儿,机体抵抗力极度低下或感染的细菌量多、毒力强,则可使病变恶化发展,进一步发展成干酪性肺炎、全身粟粒性结核、原发空洞或淋巴支气管播散。

（二）继发感染和继发性肺结核

1. 内源性复燃　原发感染被控制后,少量结核分枝杆菌在原发病灶内残存,处于静止休眠状态。一旦各种原因导致原发感染者免疫力下降时,病灶内残存的结核分枝杆菌重新生长繁殖,导致病灶重新活动、进展。继发感染的免疫学反应与原发感染类似,但具有免疫记忆反应和更强的组织变态反应。前者在继发感染时,记忆 T 细胞迅速活化,缩短了宿主建立新的保护性免疫和变态反应的时间。后者是继发性肺结核的特征,即肉芽肿内包裹大量炎性细胞和组织细胞的干酪性坏死和液化,干酪性物质排出形成空洞,开放性病灶获得充足的氧气,促进结核分枝杆菌生长、繁殖。新增殖菌群或排出体外成为传染源,或经支气管播散形成新的病变。

2. 外源性再感染　结核分枝杆菌经呼吸道进入结核分枝杆菌感染者肺内,并生长繁殖,形成病灶。

（三）潜伏结核感染

潜伏结核感染(latent tuberculosis infection,LTBI)是结核分枝杆菌抗原刺激所致的持续免疫反应状态。这些感染者没有结核病的症状、体征、影像学表现、病原学依据等,但易于发展为活动性结核病。原发感染控制后,原发灶内可存留一定量的结核分枝杆菌,呈静止或休眠状态,因宿主的免疫力与结核分枝杆菌相互作用,处于相对平衡,使结核分枝杆菌持续存活,但不引起结核病的发生与进展。新近研究也发现:尽管 LTBI 宿主体内的结核分枝杆菌多处于休眠状态,但仍有少数处在活化复制状态,这些复制状态的结核分枝杆菌会不断被宿主免疫反应杀死和处理,从而诱导产生大量的针对结核分枝杆菌抗原的记忆 T 细胞。同时潜伏休眠的结核分枝杆菌不断活跃复制,当由于某种原因导致宿主免疫反应不能控制结核分枝杆菌复制时,结核分枝杆菌可大量繁殖引发活动性结核病。因此,LTBI 状态是宿主免疫和结核分枝杆菌之间的一种平衡状态。

第四节　结核病分类

根据 2017 年原国家卫生与计划生育委员会发布的《结核病分类》标准(WS 196—2017),结核病分类如下:

一、结核分枝杆菌潜伏感染者

机体内感染了结核分枝杆菌,但没有发生临床结核病,没有临床细菌学或者影像学方面活动结核的证据。

二、活动性结核病

具有结核病相关的临床症状和体征,结核分枝杆菌病原学、病理学、影像学等检查有活动性结核的证据。活动性结核按照病变部位、病原学检查结果、耐药状况、治疗史分类。

(一)按病变部位分类

1. 肺结核 指结核病变发生在肺、气管、支气管和胸膜等部位。分为以下 5 种类型:

(1)原发性肺结核:包括原发综合征和胸内淋巴结结核(儿童尚包括干酪性肺炎和气管、支气管结核);

(2)血行播散性肺结核:包括急性、亚急性和慢性血行播散性肺结核;

(3)继发性肺结核:包括浸润性肺结核、结核球、干酪性肺炎、慢性纤维空洞性肺结核和毁损肺等;

(4)气管、支气管结核:包括气管、支气管黏膜及黏膜下层的结核病;

(5)结核性胸膜炎:包括干性、渗出性胸膜炎和结核性脓胸。

2. 肺外结核 指结核病变发生在肺以外的器官和部位。如淋巴结(除外胸内淋巴结)、骨、关节、泌尿生殖系统、消化道系统、中枢神经系统等部位。肺外结核按照病变器官及部位命名。

(二)按病原学检查结果分类

1. 涂片阳性肺结核 涂片抗酸染色阳性。

2. 涂片阴性肺结核 涂片抗酸染色阴性。

3. 培养阳性肺结核 分枝杆菌培养阳性。

4. 培养阴性肺结核 分枝杆菌培养阴性。

5. 分子生物学阳性肺结核 结核分枝杆菌核酸检测阳性。

6. 未痰检肺结核 患者未接受痰抗酸染色涂片、痰分枝杆菌培养、分子生物学检查。

肺外结核的病原学分类参照执行。

(三)按耐药状况

1. 非耐药结核病 结核患者感染的结核分枝杆菌在体外未发现对检测所使用的抗结核药物耐药。

2. 耐药结核病 结核患者感染的结核分枝杆菌在体外被证实在一种或多种抗结核药物存在时仍能生长。耐药结核病分为以下几种类型:

(1)单耐药结核病:指结核分枝杆菌对一种一线抗结核药物耐药。

(2)多耐药结核病:结核分枝杆菌对一种以上的一线抗结核药物耐药,但不包括对异烟肼、利福平同时耐药。

(3)耐多药结核病(MDR-TB):结核分枝杆菌对包括异烟肼、利福平同时耐药在内至少两种以上的一线抗结核药物耐药。

(4)广泛耐药结核病(XDR-TB):结核分枝杆菌除对一线抗结核药物异烟肼、利福平同时耐药外,还对二线抗结核药物氟喹诺酮类抗生素中至少一种产生耐药,以及 3 种注射药物(如卷曲霉素、卡那霉素、阿米卡星等)中的至少一种耐药。

(5)利福平耐药结核病:结核分枝杆菌对利福平耐药,无论对其他抗结核药物是否耐药。

(四)按治疗史

1. 初治结核病 初治患者指符合下列情况之一:

（1）从未因结核病应用过抗结核药物治疗的患者；

（2）正进行标准化疗方案规则用药而未满疗程的患者；

（3）不规则化疗未满 1 个月的患者。

2. 复治结核病。复治患者指符合下列情况之一：

（1）因结核病不合理或不规则用抗结核药物治疗≥1 个月的患者；

（2）初治失败和复发患者。

三、非活动性结核病

1. 非活动性肺结核病　无活动性结核相关临床症状和体征,细菌学检查阴性,影像学检查符合以下一项或多项表现,并排除其他原因所致的肺部影像改变可诊断为非活动性肺结核：

（1）钙化病灶（孤立性或多发性）；

（2）索条状病灶（边缘清晰）；

（3）硬结性病灶；

（4）净化空洞；

（5）胸膜增厚、粘连或伴钙化。

2. 非活动性肺外结核病　非活动性肺外结核诊断参照非活动性肺结核执行。

培训要点

1. 结核病的病原菌及其生物学特性。

2. 结核分枝杆菌传播的 3 个环节以及传播的影响因素。

3. 结核病从感染到发病的主要免疫学机制。

4. 结核病最新分类。

课后练习题

1. 选择题

（1）结核病流行的生物学环节是（　　　）。

A. 传染源　　　　　B. 传播途径　　　　　C. 易感者　　　　　D. 以上均是

（2）肺结核主要是人群之间的传染病,发生结核杆菌传播取决于传染源的排菌情况,与下列哪些因素有关？（　　　）

A. 排菌量　　　　　　　　B. 排出飞沫的大小　　　　　　　C. 患者病变与症状

D. 患者咳嗽频次　　　　　E. 以上均是

（3）以下哪种分枝杆菌不属于结核分枝杆菌复合群（mycobacterium tuberculosis complex）？（　　　）

A. 结核分枝杆菌 B. 耻垢分枝杆菌

C. 牛分枝杆菌 D. 非洲分枝杆菌

(4) 分枝杆菌属的细菌细胞壁脂质含量较高,约占干重的( )%。

A. 10 B. 35 C. 55 D. 60

(5) 下列有关分枝杆菌 L 型的描述错误的是?( )

A. 抗酸性减弱或消失

B. 常规培养不易生长

C. 具有完整的细胞壁

D. 除分枝杆菌外,其他杆菌、球菌、弧菌等细菌亦可发生 L 型

(6) 结核分枝杆菌在固体培养基上每分裂一代需要多长时间?( )

A. 30~60 分钟 B. 1~3 小时

C. 8~12 小时 D. 18~24 小时

(7) 下列哪种物质不属于结核分枝杆菌脂质的成分( )?

A. 索状因子 B. 硫酸脑苷脂

C. 蜡质 D D. 荚膜

(8) 结核分枝杆菌入侵宿主后,机体的早期固有免疫应答发生的时间通常为( )小时。

A. 0~4 B. 4~96 C. 96~128 D. 128~256

(9) 下列哪种情况不属于瞬时固有免疫应答?( )

A. 屏障作用 B. 巨噬细胞的吞噬

C. 巨噬细胞的活化 D. 中性粒细胞的作用

(10) 下列哪种成分不存在于结核分枝杆菌感染后宿主形成的肉芽肿结构中?( )

A. 朗格汉斯细胞 B. 类上皮细胞

C. B 淋巴细胞 D. T 淋巴细胞

2. 简答题

(1) 简述结核病流行的 3 个生物学环节。

(2) 简述肺结核分类。

(3) 何谓初治结核病。

(4) 简述耐药结核病分类及其定义。

(李　琦　徐金田　唐神结)

第三章　肺结核的诊断与鉴别诊断

学习目的

1. 掌握各类型肺结核的影像学特点。
2. 掌握肺结核的诊断标准。
3. 熟悉肺结核临床表现。
4. 熟悉肺结核病原学诊断方法及其临床意义。熟悉肺结核介入学诊断方法及其临床意义。
5. 熟悉肺结核病理学诊断及免疫学诊断。熟悉肺结核的鉴别诊断。

第一节　诊　断　方　法

一、临床表现

各型肺结核的临床表现不尽相同,轻重不等,部分肺结核患者可无症状或症状轻微而被忽视,但也有不少共同之处,参照肺结核诊断标准(WS 288—2017)。

(一) 症状

1. 咳嗽、咳痰≥2 周,或痰中带血或咯血为肺结核可疑症状。

2. 肺结核多数起病缓慢,部分患者可无明显症状,仅在胸部影像学检查时发现。随着病变进展,可出现咳嗽、咳痰、痰中带血或咯血等,部分患者可有反复发作的上呼吸道感染症状。肺结核还可出现全身症状,如盗汗、疲乏、间断或持续午后低热、食欲不振、体重减轻等,女性患者可伴有月经失调或闭经。少数患者起病急骤,有中、高度发热,部分伴有不同程度的呼吸困难。

3. 病变发生在胸膜者可有刺激性咳嗽、胸痛和呼吸困难等症状。

4. 病变发生在气管、支气管者多有刺激性咳嗽,持续时间较长,支气管淋巴瘘形成并破入支气管内或支气管狭窄者,可出现喘鸣或呼吸困难。

5. 少数患者可伴有结核性超敏感症候群,包括:结节性红斑、疱疹性结膜炎/角膜炎等。

6. 儿童肺结核还可表现发育迟缓,儿童原发性肺结核可因气管或支气管旁淋巴结肿大压迫气管或支气管,或发生淋巴结—支气管瘘,常出现喘息症状。

7. 当合并有肺外结核病时,可出现相应累及脏器的症状。

（二）体征

1. 早期肺部体征不明显，当病变累及范围较大时，局部叩诊呈浊音，听诊可闻及管状呼吸音，合并感染或合并支气管扩张时，可闻及湿性啰音。

2. 病变累及气管、支气管，引起局部狭窄时，听诊可闻及固定、局限性的哮鸣音，当引起肺不张时，可表现气管向患侧移位，患侧胸廓塌陷、肋间隙变窄、叩诊为浊音或实音、听诊呼吸音减弱或消失。

3. 病变累及胸膜时，早期于患侧可闻及胸膜摩擦音，随着胸腔积液的增加，患侧胸廓饱满，肋间隙增宽，气管向健侧移位，叩诊呈浊音至实音，听诊呼吸音减弱至消失。当积液减少或消失后，可出现胸膜增厚、粘连，气管向患侧移位，患侧胸廓可塌陷，肋间隙变窄、呼吸运动受限，叩诊为浊音，听诊呼吸音减弱。

4. 原发性肺结核可伴有浅表淋巴结肿大，血行播散性肺结核可伴肝脾大、眼底脉络膜结节，儿童患者可伴皮肤粟粒疹。

二、病原学诊断

（一）涂片检查

痰涂片检查结果是诊断肺结核的一项重要指标，多次涂片检查阴转情况是化疗效果评价的重要指标，更是反映某一国家或地区结核病疫情严重程度的指标。作为诊断手段，对肺结核的诊断准确性高、技术简单、价格低廉、报告快速。痰涂片检查分为涂片、染色、镜检与报告3个步骤。

1. 涂片有直接涂片及集菌涂片法，即直接挑取标本的脓样、干酪样部分涂于玻片中央或通过漂浮法、离心法或磁珠吸附法浓缩富集细菌后涂片，目前临床常用直接涂片、离心集菌法。

2. 染色分为姜尔—尼尔逊（Ziehl-Neelsen）抗酸染色法和荧光染色法。姜尔—尼尔逊（Ziehl-Neelsen）抗酸染色法和荧光染色法的染色步骤相似，区别在于染色试剂。抗酸染色法的染色剂为 0.8% 苯酚复红溶液、脱色剂 5% 盐酸乙醇液、复染剂 0.3‰ 亚甲蓝溶液，而荧光染色的染色剂是 0.1% 金胺"O"溶液、脱色剂是 3% 盐酸乙醇液、复染剂为 0.5% 高锰酸钾水溶液。

3. 镜检与报告

（1）姜尔—尼尔逊（Ziehl-Neelsen）抗酸染色法镜检与报告

1）用双目光学显微镜（目镜 10×，油镜 100×）镜检，在淡蓝色背景下，抗酸杆菌呈红色，其他细菌和细胞呈蓝色。

2）按照下列标准报告镜检结果：①抗酸杆菌阴性（-）：连续观察 300 个不同视野，未发现抗酸杆菌；②报抗酸杆菌数：1~8 条抗酸杆菌 /300 视野；③抗酸杆菌阳性（1+）：3~9 条抗酸杆菌 /100 视野；④抗酸杆菌阳性（2+）：1~9 条抗酸杆菌 /10 视野；⑤（3+）：1~9 条抗酸杆菌 / 每视野；⑥抗酸杆菌阳性（4+）：≥10 条抗酸杆菌 / 每视野。

（2）荧光染色法镜检与报告

1）在荧光显微镜暗色背景下，抗酸杆菌呈黄绿色或橙色荧光。必须用 40× 物镜确认菌体形态。

2）物镜 20× 检查结果按下列标准报告：①荧光染色抗酸杆菌阴性（-）：0 条 /50 视野；②报荧光染色抗酸杆菌数：1~9 条 /50 视野；③荧光染色抗酸杆菌（1+）：10~99 条 /50 视野；④荧光染色抗酸杆菌（2+）：1~9 条 / 每视野；⑤荧光染色抗酸杆菌（3+）：10~99 条 / 每视野；⑥荧光染色抗酸杆菌（4+）≥100 条 / 每视野。

阳性结果仅诊断标本存在抗酸杆菌,不能诊断结核病;数条数的结果需临床开单留样重新送检;阴性结果由于涂片检查法的灵敏性缺点不能排除标本中没有抗酸杆菌。

（二）培养检查

分枝杆菌分离培养检查法,是结核病确诊最可靠的方法。是获得纯培养物进行菌种鉴定、药物敏感性试验以及其他生物学研究的基础,主要用于传染源的发现、确定诊断、疗效评估、耐药监测以及流行病学调查。分枝杆菌培养检查根据所用培养基主要分为固体培养法和液体培养法。

1. **固体培养法**　分离培养基采用酸性改良罗氏培养基。步骤包括消化去污染、接种培养及结果报告。

（1）消化去污染:痰标本视标本性状加 1~2 倍体积 4% 氢氧化钠（NaOH）消化液于痰瓶中,拧紧螺旋盖,涡旋振荡器上振荡 1 分钟,使痰液充分匀化,室温放置 15~20 分钟。

（2）接种和培养:取去污染后的标本 0.1ml,均匀接种在整个培养基斜面,拧紧瓶盖,37℃培养。

（3）结果报告

1）接种后第 3 天和第 7 天各观察一次菌落生长情况。发现菌落生长,经染色证实后,可报告快速生长分枝杆菌阳性。此后每周观察一次,记录菌落生长及污染情况。阳性生物经染色证实后,可报告分枝杆菌生长。培养阴性结果须在满 8 周后未见菌落生长者方可报告。

2）观察时发现非分枝杆菌生长时,应报告污染。培养污染率应在 2%~5% 范围内。

3）培养结果报告方式:①分枝杆菌培养阴性:斜面无菌落生长;②分枝杆菌培养阳性（1+）:菌落生长占斜面面积的 1/4;③分枝杆菌培养阳性（2+）:菌落生长占斜面面积的 1/2;④分枝杆菌培养阳性（3+）:菌落生长占斜面面积的 3/4;⑤分枝杆菌培养阳性（4+）:菌落生长布满整个斜面。若菌落生长不及斜面面积 1/4 时,报告实际菌落数。

2. **液体培养**　分枝杆菌液体培养检查是使用分枝杆菌快速培养仪,通过测定细菌生长代谢检测分枝杆菌生长情况的方法,如 BECTEC MGIT 960、Bact/Alert 3D、ESPⅡ等。主要应用营养丰富的液体培养基,并且检测仪能连续监测,提高了从标本中分离分枝杆菌的敏感性,缩短报告结果的时间。在进行分枝杆菌快速培养检查时,标本接种前的去污染处理,必须严格按照系统说明书中给定的方法进行,培养污染率应在 5%~10% 范围内。培养检测过程中系统报告阳性时,相应标本的培养液必须首先进行染色镜检,发现抗酸菌后方可发出阳性报告。

（三）药物敏感性试验

开展药物敏感性试验和耐药性监测,对了解结核分枝杆菌的耐药状况、指导临床治疗,以及研究耐药发生机制、有效控制耐药结核病的流行具有非常重要的意义。结核分枝杆菌药物敏感性检测,目前国内应用的主要有比例法和绝对浓度法,《中国结核病防治规划实施工作指南（2008）》推荐的药敏试验方法为比例法间接法。比例法按照培养基分为固体药敏及液体药敏。

1. **固体药敏试验**

（1）菌悬液制备:绝对浓度法间接法与比例法操作步骤中菌悬液制备都一样,按要求配成 1mg/ml 的菌悬液。

（2）接种与培养:绝对浓度法是将 1mg/ml 的菌悬液 10 倍稀释至 10^{-2}mg/ml,以灭菌吸管准确吸取菌液 0.1ml 分别接种于含药培养基和对照培养基斜面上,每管接种菌量为 10^{-3}mg。置 37℃培养,4 周后观察结果。比例法是将 1mg/ml 的菌液上清逐步稀释至 10^{-2}mg/ml 和

10^{-4}mg/ml,分别沾取 1 环(即 0.01ml)10^{-2}mg/ml 和 10^{-4}mg/ml 的菌液,用划线法均匀接种至对照及含药培养基表面,37℃培养 4 周后报告结果。

（3）结果报告

1）绝对浓度法按下列方式报告对照及含药培养基上菌落生长情况:①分枝杆菌培养阴性:斜面无菌落生长;②分枝杆菌培养阳性(1+):菌落生长占斜面面积的 1/4;③分枝杆菌培养阳性(2+):菌落生长占斜面面积的 1/2;④分枝杆菌培养阳性(3+):菌落生长占斜面面积的 3/4;⑤分枝杆菌培养阳性(4+):菌落生长布满整个斜面;⑥培养基斜面上菌落数少于 20 个时,报告菌落数。

2）比例法:比例法是先按以下方式记录菌落生长情况:①少于 50 个菌落:实际菌落数;② 50~100 个菌落:1+;③ 100~200 个菌落:2+;④大部分融合(200~500 个菌落):3+;⑤融合(大于 500 个菌落):4+。

再计算耐药百分比:

$$耐药百分比 = \frac{含药培养基上生长的菌落数}{对照培养基上生长的菌落数} \times 100\%$$

若耐药百分比大于 1%,则认为受试菌对该抗结核药耐药。

2. 液体药敏试验　分枝杆菌液体药敏以 BECTEC MGIT 960 为例,也是使用分枝杆菌快速培养仪,通过比较对照管与含药管的细菌生长代谢检测结果,判断细菌是否对药物耐药。MGIT 960 系统一般会在 4~21 天之内给出实验结果,其结果为敏感(S)、耐受(R)或错误(X)。当对照管的 GU 达到 400(需要 4~13 天)时,药物管中的 GU 值低于 100 为敏感,≥100 为耐药,检测过程中出现问题报错误,报错误的样本需要进行重复检测。

（四）菌种初筛

根据分枝杆菌对某些化合物的耐受性不同,利用鉴别培养基培养法可将分枝杆菌初步分为 3 种,即结核分枝杆菌、牛分枝杆菌和非结核分枝杆菌。操作步骤与药物敏感试验比例法一样,菌种鉴定结果判定依据表 3-1。

表 3-1　菌种鉴定结果判定依据

	PNB	TCH	L-J
结核分枝杆菌	−	+	+
牛分枝杆菌	−	−	+
非结核分枝杆菌	+	+	+

注:− 为不生长;+ 为生长

（五）分子生物学诊断

聚合酶链反应(polymerase chain reaction,PCR)或称 DNA 体外扩增技术是一种选择性的体外扩增 DNA 或 RNA 片段的方法,作为分子生物学实验手段之一,由于其敏感性高、特异性强和反应迅速等特点,已广泛应用于生物和医学研究领域;近年来随着该技术的不断完善和改进,已用于对多种病原微生物的临床检测。

1. PCR 技术在结核病临床诊断中的作用　目前在结核病的临床诊治中,临床标本结核分枝杆菌的 PCR 检测结果只能够作为辅助参考,不能作为结核病诊断的主要指标。因为目前的结核分枝杆菌 PCR 检测商业试剂盒,基本上仅针对一个(或多个)结核分枝杆菌特异性基因靶序列进行扩增检测;而影响 PCR 检测结果的诸多因素,在一个试剂盒的检测体系中不能够完全被消除;另外,结核分枝杆菌 PCR 检测结果与结核病临床诊治及流行病学的符合性尚待进一步证实。因此,临床医师在参考结核分枝杆菌 PCR 检查的同时,必须同时参照结核分枝杆菌的传统微生物学检查(包括抗酸染色镜检、特别是分枝杆菌培养检查)结果,并参考其他临床检查手段所得到的结果进行综合判断。

2. 结核分枝杆菌 / 利福平耐药实时荧光定量核酸扩增检测技术 结核分枝杆菌 / 利福平耐药实时荧光定量核酸扩增检测技术(Xpert MTB/RIF 技术)是一种半巢式实时荧光 PCR 体外诊断技术,可对结核分枝杆菌 DNA 以及利福平耐药突变基因进行检测,用于诊断结核病和利福平耐药结核病。该方法完全整合了基于定量 PCR 分子遗传检测所需的 3 个步骤(样品准备,扩增,检测),将待检样品放入到 Xpert 的反应盒中,系统就会自动按照相应的程序运行,实时监测 PCR 进行情况,全过程仅需约 2 小时,操作简单。由于整个过程在封闭的反应盒内自动化完成,无生物安全要求。WHO 已于 2010 年底批准其应用。目前,多数结核病高负担国家均把 Xpert MTB/RIF 技术列入国家结核病规划指南。

实验结果判断:

(1) MTB 检出极低:检测到结核分枝杆菌,阳性级别极低,定义为 1+。

(2) MTB 检出低:检测到结核分枝杆菌,阳性级别低,定义为 2+。

(3) MTB 检出中等:检测到结核分枝杆菌,阳性级别中,定义为 3+。

(4) MTB 检出高:检测到结核分枝杆菌,阳性级别高,定义为 4+。

(5) RIF resistance 检出:利福平耐药(R)。

(6) RIF resistance 未检出:利福平敏感(S)。

(7) RIF resistance 不确定:利福平耐药结果无法判读。

注意:以上利福平相关的结果只有在结核分枝杆菌检测为阳性的情况下才会出现。

MTB 未检出:MTB 检测阴性。

3. 环介导等温扩增技术 环介导等温扩增技术(loop-mediated isothermal amplification, LAMP)是针对靶基因序列的不同区域设计几种特异引物,利用链置换 DNA 聚合酶(Bst DNA polymerase)在等温条件(65℃左右)即可完成核酸扩增反应的特点,对结核杆菌目的 DNA 片段进行检测从而获得结核病信息的方法。具有快速、等温检测、对反应条件要求不高、可用肉眼检测结果等优点。肉眼判读结果:当阳性对照显示绿色荧光,阴性结果为无色时,检测标本显示绿色荧光,结果判读为阳性,检测标本显示为无色时,结果判读为阴性。

4. 线性探针技术 线性探针技术(line probe assay,LPA)将 PCR 扩增、反向杂交、膜显色技术合为一体,通过引物扩增目的片段,扩增产物与膜上固定的特异性探针杂交,杂交物通过酶显色反应判断结果。线性探针检测结核杆菌耐药基于结核杆菌针对不同药物的基因突变位点不同,各突变位点与耐药性有一定的相关性,通过检测出突变位点的 DNA 片段,来判定结核分枝杆菌是否耐药。线性探针技术可同时检测 INH 和 RFP 耐药基因的突变,用于耐多药结核病(multidrug resistance-tuberculosis,MDR-TB),其优点为所需时间短,仅 24~48 小时;可直接检测涂片阳性痰标本,方法较为简单。

结果判读:

(1) 野生型探针包含各自基因最重要的耐药区。当野生型基因探针染色阳性,表示检测区没有发生可检出的突变。因此,试验菌株对各自抗生素敏感。如果发生突变,各自的扩增产物不能结合到相应的野生型探针。因此,如果至少有一个野生型探针信号缺乏,则表示试验菌株对相应的抗生素耐药。只有那些与扩增质控带（AC）强度相同或更强的带才可判断为阳性。

（2）突变探针检测一些最常见介导耐药的突变。与其他探针相比，突变探针 rpoB MUT2A 和 MUT2B 的阳性信号可能会显示较低的信号强度。只有那些与扩增质控带（AC）强度相同或更强的带才可判断为阳性。每个与野生型模式不同的带型表示试验菌株耐药。用 rpoB 探针获得的带型可以得出试验菌株对利福平耐药结论；用 katG 探针获得的带型可以得出高水平异烟肼耐药结论，用 inhA 探针获得的带型可以得出试验菌株对低水平异烟肼耐药性结论。

三、影像学诊断

（一）原发性肺结核

原发性肺结核主要表现为肺内原发病灶及胸内淋巴结肿大，或单纯胸内淋巴结肿大。儿童原发性肺结核也可表现为空洞、干酪性肺炎以及由支气管淋巴瘘导致的支气管结核。

1. 原发综合征

（1）X 表现：原发综合征包括肺内原发性病灶、肺门或 / 纵隔肿大淋巴结，以及两者之间的淋巴管炎。原发性病灶表现为片状或类圆形密度增高影，也可表现为肺段或肺叶范围的大片状实变样密度增高影，边缘模糊不清；病灶的密度较肺炎略高且不甚均匀，多见于上叶下部或下叶后部靠近胸膜处。肺门或纵隔肿大淋巴结表现为突出于正常组织的肿块影。自原发灶引向肿大淋巴结的淋巴管炎，表现为一条或数条较模糊的条索状密度增高影。典型的原发综合征显示原发病灶、淋巴管炎与肿大的肺门淋巴结连接在一起，形成哑铃状，称为原发综合征双极期，但这种征象在临床上并不多见。某些患者因原发病灶范围较大，可掩盖淋巴管炎及淋巴结炎。

（2）计算机断层扫描表现：胸部计算机断层扫描（CT）可清楚显示原发病灶、引流的淋巴管炎及肿大的肺门淋巴结，也易于显示肿大淋巴结压迫气管等所引起的肺叶或肺段的不张，CT 还能发现原发病灶邻近处胸膜改变。肺门淋巴结增大和肺内原发病灶共存时强烈提示为原发性结核。病变进展时，约 10% 的患者可发生空洞，洞壁可薄可厚，内壁可光滑或不规则。其他肺野可见大小不一的、2~10mm 沿支气管树分布的边缘模糊的结节影或"树芽征"，即急性支气管播散病灶。

淋巴结肿大的部位与原发病灶有明显相关性，肿大程度常与原发病灶不成比例。可合并少量胸腔积液。大于 2cm 的淋巴结在增强扫描时可见环形增强，CT 增强扫描可观察肿大淋巴结的形态、密度和边缘情况，对判断淋巴结病变性质有着重要意义。

2. 胸内淋巴结结核

（1）X 线表现：胸内淋巴结结核可分为炎症型和结节型。炎症型胸内淋巴结结核表现为从肺门向外扩展的高密度影，边缘模糊，与周围肺组织分界不清，肿大的淋巴结常隐匿于肺门阴影中，显示不明显；如涉及气管旁淋巴结，上纵隔影可向一侧或两侧呈弧形状增宽，边缘轮廓模糊不清。结节型表现为肺门区域突出的圆形或卵圆形边界清楚的高密度影，以右侧肺门区较为多见；数个邻近淋巴结均增大时，边缘可似呈分叶状；多个纵隔淋巴结肿大可使纵隔阴影增宽，密度增高，边缘呈波浪状。

（2）CT 表现：CT 显示胸内肿大淋巴结的部位、程度、内部结构及周围浸润是影像学摄片所不能比拟的。在儿童期，大多数肺门肿大的淋巴结位置偏向内侧，常因纵隔、心脏、脊柱及胸骨阴影的遮盖而致影像学胸片不易显示。CT 增强扫描可更清晰显示肿大淋巴结的形态、密度和边缘情况,对判断淋巴结病变范围、性质有着重要意义。

（3）磁共振成像表现:磁共振成像（MRI）较易显示纵隔内及肺门肿大淋巴结,增殖性病变表现为中等信号的结节影,边缘清楚。

（二）血行播散性肺结核

急性血行播散性肺结核表现为两肺均匀分布的大小、密度一致的粟粒阴影;亚急性或慢性血行播散性肺结核的弥漫病灶,多分布于两肺的上中部,大小不一,密度不等,可有融合。儿童急性血行播散性肺结核有时仅表现为磨玻璃样影,婴幼儿粟粒病灶周围渗出明显,边缘模糊,易于融合。

1. 急性血行播散性肺结核

（1）X 线表现:急性血行播散性肺结核可见两肺野从肺尖到肺底、由内带到外带均匀分布的粟粒样大小结节影,结节直径多为 1~3mm,形成分布均匀、大小均匀、密度均匀的典型的影像学特征,即所谓的“三均匀”。发病初期,影像学仅仅表现为肺纹理增粗,或两肺弥散性透亮度减低,或无表现;2~3 周后出现典型的粟粒样结节,以增殖改变为主,结节边界较为清晰;随着病情发展,结节内可发生干酪样坏死,此时结节密度增高,边缘逐渐变模糊,甚至相互融合从而形成更大的结节影。

（2）CT 表现:早期可无改变或磨玻璃样改变,随着病情发展两肺出现随机分布的粟粒样密度增高影,同样具有“三均匀”的典型影像学特征,在胸膜下、叶间裂、中轴间质周围、肺底均匀分布。采用薄层螺旋 CT 扫描及厚层的 MIP 重建,可清晰显示粟粒样结节。CT 的诊断价值明显优于影像学胸片。

2. 亚急性或慢性血行播散性肺结核

（1）X 线表现:两肺多发大小不一结节影,从粟粒样至直径 1cm 左右结节多见;密度不均匀,有的为边缘模糊的渗出性病灶,有的为边缘锐利的增殖性病灶;随机分布于两肺野,以上中野较为密集;形成“三不均匀”的影像学特征。

（2）CT 表现:两肺随机分布的结节影,以两上中肺野较为密集,结节大小不等,密度不均匀,亦具有典型的“三不均匀”的影像学特征;病灶新旧不一,渗出、增殖、坏死、钙化可同时存在;在机体抵抗力差、细菌毒力强或治疗不及时的情况下,病灶可融合或形成空洞及支气管播散。

（三）继发性肺结核

继发性肺结核胸部影像表现多样。轻者主要表现为斑片、结节及索条影,或表现为结核瘤或孤立空洞;重者可表现为大叶性浸润、干酪性肺炎、多发空洞形成和支气管播散等;反复迁延进展者可出现肺损毁,损毁肺组织体积缩小,其内多发纤维厚壁空洞、继发性支气管扩张,或伴有多发钙化等,邻近肺门和纵隔结构牵拉移位,胸廓塌陷,胸膜增厚粘连,其他肺组织出现代偿性肺气肿和新旧不一的支气管播散病灶等。

1. 以渗出浸润病变为主的继发性肺结核影像学表现　肺内渗出性病变为终末细支气管远端的含气腔隙被炎性细胞及渗出液等物质所填充。由于炎性渗出液可通过肺泡孔向邻近肺泡蔓延,病变与正常肺组织间无明显分界,所以边缘模糊不清,且形态各异;小范围的渗出可融合成大片实变,当渗出的范围占据整个肺叶时,则可显示以叶间胸膜为界线的锐利边缘。渗出浸润与实变是继发性肺结核最常见的表现形式,多见于肺结核的早期进展阶段,是结核活动的标志。浸润性肺结核的影像学特点包括:

（1）病灶常见于肺上叶尖后段和下叶背段,但下叶基底段也不少见。

（2）病变可局限,也可多叶多段受侵犯。影像学表现为磨玻璃样、结节样、片状、斑片状实变,实变灶中可显示含气的支气管。

（3）肺内病变往往多种形态同时存在,病灶密度不均匀,边界不清晰,可伴有纤维化和钙化。空洞也是浸润性肺结核常见的征象,典型空洞为薄壁,圆形或椭圆形,周边伴有卫星灶;但也可见纤维厚壁空洞等多种类型。

（4）可伴有支气管播散病灶,胸腔积液,胸膜增厚与粘连。

（5）病变进展和吸收均较缓慢。

2. 以干酪坏死病变为主的继发性肺结核影像学表现　由于侵入的结核杆菌数量多、毒力强、机体抵抗力低或变态反应强烈,局部组织的渗出性、增殖性病变可发生干酪样坏死,是继发性结核常见的病理类型。由于干酪病灶内含有较多结核杆菌及多量抑制酶活性物质,故可发生自溶、液化,经支气管排出后可形成空洞,但不易被吸收。干酪灶可呈点状、片状、肺段、肺叶甚至一侧肺分布,影像学显示为致密的实变阴影,密度较普通肺炎高,且不均匀,轮廓较为模糊。CT在大片干酪病灶实变区内可见支气管充气征象及不规则透亮区（虫蚀样空洞或厚壁空洞）;在其他肺野常见到支气管播散病灶,增强扫描时,干酪病灶不强化或仅有边缘轻度强化为其特征。

3. 以慢性纤维空洞病变为主的继发性肺结核影像学表现　浸润性肺结核、干酪性肺炎如果没有及时发现和治疗,或者治疗不规范,肺内病变长期迁延不愈,病灶吸收、修复与恶化、进展交替发生,导致空洞壁逐渐增厚,纤维化不断增多,造成肺组织结构破坏,肺功能不可逆恢复,形成慢性纤维空洞性肺结核,是重要的传染源。慢性纤维空洞性肺结核影像学表现形态各异、复杂多样,但有以下特点:

（1）病灶性质多样,渗出、坏死、增殖、空洞、钙化常常同时存在,以纤维增殖为主,空洞壁较厚。

（2）病灶以上中肺野为主,中下肺野新增的支气管播散病灶常见。

（3）广泛的纤维化收缩可发生肋间隙变窄,胸廓变形,纵隔移位,气道扭曲,支气管扩张等继发性改变。

（4）双侧肺门上提,中下肺野的纹理呈垂柳状。

（5）双侧肺呈代偿性气肿,心影变小,但肺动脉影常常增宽。

（6）胸膜增厚常见胸膜粘连严重。

4. 结核球　结核球是肺结核干酪性病灶愈合的一种形式。干酪性病灶若细菌量少,毒力低,机体抵抗力强或经过有效的抗结核治疗,病灶炎症很快被控制局限,其边缘逐渐被增生的纤维组织包裹,形成结核球;也可由纤维厚壁空洞因引流支气管阻塞,空洞腔被干酪样物质填充形成。结核球需与肺肿瘤等相鉴别。结核球的影像学表现有以下特点:

（1）多见于肺上叶尖后段及下叶背段。

（2）以圆形、椭圆形多见,少数形状可不规则,可单发也可多发。

（3）直径以2~4cm多见,极少数可大于5cm。

（4）边缘一般光滑、锐利,少数可见分叶及毛刺,周围常见卫星灶。

（5）大多密度不均匀,可有钙化;CT增强扫描多不增强或边缘增强。

（6）部分结核球可液化,经支气管引流排出形成空洞。空洞常不规则,多为偏心性近心侧。

（四）气管、支气管结核

气管及支气管结核主要表现为气管或支气管壁不规则增厚、管腔狭窄或阻塞,狭窄支气管远端肺组织可出现继发性不张或实变、支气管扩张及其他部位支气管播散病灶等。

1. 影像学表现　胸部平片不易显示气管、支气管结核，需进行连续动态观察。发病初期表现为肺内浸润渗出病灶，之后出现相应肺段、肺叶不张，或膨胀不全、阻塞性肺炎，少数患者表现为局限性肺气肿；病情进展可出现肺内播散病灶；经有效治疗后病灶全部或大部分被吸收，不张肺可复张；断层摄片和支气管造影分别显示支气管狭窄、阻塞，管腔壁不光滑隆起和变形，支气管造影有时可见支气管溃疡和淋巴结—支气管瘘。

2. CT表现　胸部CT检查特别是高分辨率CT，可以显示大多数的气管、支气管结核病变，CT典型特征为气管支气管狭窄伴有不规则的支气管壁增厚，可累及气管、单侧或双侧支气管；完全性支气管阻塞形成肺不张，阻断的支气管呈锥形，但狭窄支气管周围和肺不张近端无明显肿块；气管支气管结核常见有支气管播散，表现为沿肺纹理分布的小斑点结节样影和树芽征。

随着多排螺旋CT以及三维图像重建技术的完善和普及，CT常规轴位扫描后的信息通过MPR、CPR、MIP、VR、VE等图像后处理技术，对病变支气管及其周围组织进行不同切面、不同角度和不同方式的观察，可更准确的了解和掌握病变区域的细微特征；通过虚拟支气管镜技术可以对气管、支气管管壁以及管腔的情况进行观察。对已确诊的气管、支气管结核患者，CT三维图像能准确计算病变累及范围，为腔内介入治疗提供重要参考。

（五）结核性胸膜炎

结核性胸膜炎分为干性胸膜炎和渗出性胸膜炎。干性胸膜炎为胸膜的早期炎性反应，通常无明显的影像表现；渗出性胸膜炎主要表现为胸腔积液，且胸腔积液可表现为少量或中大量的游离积液，或存在于胸腔任何部位的局限积液，吸收缓慢者常合并胸膜增厚粘连，也可演变为胸膜结核瘤及脓胸等。

1. 干性胸膜炎　一般无X线改变。胸膜纤维素沉着2~3mm时，胸片可见患侧透亮度减低，肺底胸膜炎时胸透可见患侧膈肌运动减弱。

2. 渗出性胸膜炎　①少量胸腔积液（少于300ml）：后前位X线影像表现为肋膈角变钝，侧位见后肋膈角填塞。②中量胸腔积液：积液约平第四前肋，正位胸片上表现为典型的渗液曲线，即外高内低、上淡下浓的弧线状阴影，侧位胸片上可见在前后胸壁形成与正位胸片一样的两个外高内低的渗液曲线阴影（Ellis线）。由于肺组织的弹性回缩、液体的重力作用、液体表现张力等因素，使得胸腔内游离液体的分布越向底部越厚，越向上越薄，围绕并压缩肺组织。实际上胸腔内液体的最高点四周相等，之所以表现为外高内低的曲线影，只是由于投照时X线与侧胸壁及其积液呈切线关系。③大量胸液：积液约平第二前肋。正位胸片上表现为一侧胸腔均匀的致密阴影，有时仅肺尖部可见一小部分稍透亮的被压缩的肺组织，患侧肋间隙增宽，气管及纵隔阴影向健侧移位等，侧位胸片上亦呈均匀的致密阴影。④胸腔内局限积液：胸腔内局限积液是胸腔液体被局限、包裹，分布于粘连的胸腔内所形成。多包裹于下部胸腔的侧壁和后壁，少数发生于上部胸壁或前胸壁。也可局限于叶间或纵隔，形成叶间积液或纵隔积液。

CT扫描对人体组织分辨率高，干性胸膜炎可发现局部炎性反应增厚的胸膜，可检出少量的胸腔积液，对某些特殊类型胸膜炎，如叶间积液、纵隔积液CT片显示更清楚，CT检查可以发现被胸腔积液掩盖的肺内病变，此外尚可在CT引导下行胸膜腔穿刺或胸膜活检。

3. 胸膜结核瘤　胸膜结核瘤以右下胸腔为主，双上胸腔少见；单个为主，多发少见。X线胸片可见紧贴胸膜的类圆形、圆形、圆结节影、条型、梭型以及不规则形，基底部朝向胸膜，密度不高且均匀,其中可见钙化影,边缘多较光整,可伴肋膈角圆钝、模糊及胸膜增厚等。胸部CT示:病灶形态呈类圆形、圆形、肿块状、病灶与胸壁交角大多呈钝角、病灶密度大多均匀;胸部CT增强扫描显示,病灶中央密度较低,边缘强化,这也是胸膜结核瘤最具特征性的影像学表现;也有病例均匀或不均匀强化;少数病例呈病灶基底部胸膜移行性增厚强化,形成"胸膜尾征"。

4. 结核性脓胸 脓胸早期X线表现与胸腔积液相同。脓胸晚期X线胸片呈"D"字形阴影,局限性胸膜增厚,肋间隙变窄,膈肌抬高,纵隔向患侧移位,可有胸膜钙化,为结核性脓胸较为特征性表现。合并支气管胸膜瘘则见液平,因胸膜粘连可呈多房性。胸部CT能清楚地显示结核性脓胸的变化。

四、介入学诊断

(一) 支气管镜检查

支气管镜检查技术是当前肺结核诊断中最常用的介入检查方法,可直接观察喉、气管、支气管内膜情况以及管腔形态改变,也可获取标本进行组织病理学、细胞学和微生物学检查。提高了结核杆菌的检出率和诊断的准确率。

1. 支气管镜检查的适应证

(1) 不明原因的持续咳嗽、咯血、呼吸困难、声音嘶哑,需要明确诊断者。

(2) 肺内病灶,尤其是近肺门的病灶,需要鉴别诊断者。

(3) 大气道旁的淋巴结肿大,原因不明者。

(4) 菌阴肺结核或耐药肺结核,需获取细菌学证据者。

(5) 肺结核患者咳嗽剧烈、呼吸困难,或有肺不张或局限性气肿,或影像学检查提示有气管、支气管结核者。

(6) 肺结核拟外科手术治疗前。

(7) 疑诊气管、支气管瘘者。

2. 支气管镜检查的禁忌证

(1) 严重心血管疾病,如严重心律失常、急性心肌梗死(4周以内)、心功能不全、主动脉瘤及严重高血压者。

(2) 严重呼吸功能不全,呼吸衰竭者。

(3) 多发性肺大疱。

(4) 严重肺动脉高压,肺部病变高度疑诊支气管动静脉瘘者。

(5) 严重上腔静脉梗阻综合征。

(6) 严重出血倾向、凝血机制障碍者。

(7) 2周内有活动性大咯血者。

(8) 全身情况不能耐受者。

3. 支气管镜检查常用的方法

(1) 支气管灌洗:灌洗液或气管内分泌物做结核杆菌培养。

(2) 支气管内膜刷检:从活检孔将毛刷送到肉眼看到的异常部位,用毛刷对此部位反复刷蹭,毛刷上的分泌物涂片镜检。

(3) 支气管镜下活检:主要用于支气管内膜结核,特别是有肉芽增生或淋巴瘘的患者,也是鉴别肿瘤的常用检查。

（4）支气管末梢活检：若病灶不在支气管镜可达部位，可以采用支气管末梢活检（TBLB），经准备取活检的肺叶（肺段）支气管开口，把活检钳沿支气管送达准备活检的部位。

（5）支气管内超声引导下针吸活检术（EBUS-TBNA）、经支气管超声引导鞘管引导下肺活检术（EBUS-GS-TBLB）、虚拟支气管导航技术（VBN），是当前支气管检查技术发展的最新成果，扩大了支气管镜介入诊断的应用范围，提高了检查的精确度和安全性。

（二）胸腔镜检查术

胸腔镜是利用现代摄影技术和微型胸腔镜器械的一项微创胸部诊治技术。具有创伤小、痛苦小、恢复快、相对美容的优点。它的临床应用改变了一些胸部疾病的诊疗理念，在重新界定某些疾病的手术适应证、禁忌证、手术入路方面有很大的进展。近二十多年来，胸腔镜技术在临床中迅速推广及应用。

1. 胸腔镜检查术的适应证

（1）顽固性胸水，胸腔穿刺无法确诊者。

（2）弥漫性肺小结节，结核与转移性肿瘤无法鉴别者。

（3）孤立性外周型小病灶，结核球与肿瘤无法鉴别者。

（4）肺门或纵隔淋巴结肿大，淋巴结核与结节病无法鉴别者。

2. 胸腔镜检查术的禁忌证

（1）全身情况不能耐受手术者。

（2）肺功能差，术中不能耐受单肺通气者。

（3）胸膜腔广泛粘连，胸膜腔闭锁。

（4）凝血系统严重障碍。

（5）持续的难以控制的咳嗽。

（三）经皮肺穿刺活检术

经皮肺穿刺活检术是在 CT、影像学或超声波引导下直接用活检针穿刺进入肺内病变部位获取标本，进行组织病理学、细胞学、分子生物学、病原微生物学检查，是肺结核诊断的重要手段之一。低剂量 CT 引导下经皮肺穿刺安全、准确，在临床上最为常用。

1. 经皮肺穿刺活检术的适应证

（1）肺部孤立病灶，尤其是靠近胸壁的肺周围性病灶，需要鉴别诊断者。

（2）肺部多发病灶、弥漫性病灶需要鉴别诊断者。

（3）胸腔积液伴有肺内病变需要明确诊断者。

（4）肺恶性肿瘤在手术前，或放、化疗前的组织细胞学、分子生物学诊断。

2. 经皮肺穿刺活检术的禁忌证

（1）严重心肺功能不全。

（2）疑为肺内血管性病变，如动、静脉血管瘘，动脉瘤者。

（3）有出血倾向者及接受抗凝治疗患者，如服用抗凝药，凝血酶原时间或其他凝血因子异常，或血小板减少（<60×10⁹/L）等，不能用常规方法纠正者。

（4）严重肺动脉高压者。

（5）广泛肺大疱或穿刺区域有肺大疱。

（6）可疑肺包囊虫病者。

（7）患者不能配合检查或有难以控制的咳嗽者。

（8）严重心律失常者。

五、病理学诊断

病理学诊断是确诊肺结核的重要手段,目前国内结核病的病理学诊断主要依靠形态学及抗酸染色。近年来,免疫组织化学方法及分子病理学等分子病理诊断技术亦呈现迅速发展的态势。

(一)结核病的基本病变

结核分枝杆菌在机体内引起的病变为特殊炎症,其病变除了产生一般炎症都具有的渗出、坏死和增生这 3 种基本变化外,还有着特异性,主要为肉芽肿性炎伴干酪样坏死。

(二)抗酸染色

染色结果:抗酸杆菌呈红色杆状、略弯曲、串珠状,其他组织细胞或细菌呈蓝色。注意事项:抗酸杆菌包括结核分枝杆菌复合群、非结核分枝杆菌以及麻风分枝杆菌。因此抗酸杆菌阳性并不代表是结核分枝杆菌,需要通过培养或分子病理检测进行进一步的菌种鉴定。每次抗酸染色需要有阳性对照片,以降低染色失败造成的假阴性。自来水中存在非结核分枝杆菌,因此应特别注意抗酸杆菌污染造成的假阳性。

(三)免疫组织化学法

免疫组织化学法(immunohistochemistry,IHC)是利用抗原—抗体的特异性结合反应原理,以抗原或抗体来检测和定位组织中目标蛋白质的一种技术方法。结核病 IHC 染色主要使用两种类型的抗体。第一种类型是针对不同细胞类型的抗体。如抗 CD68 抗体可以帮助区分类上皮细胞与上皮来源细胞,有助于确认肉芽肿结构,但对于结核病的诊断帮助不大。第二种类型是针对结核分枝杆菌特异抗原的抗体。这类抗体可以在组织切片中显示结核分枝杆菌蛋白的表达,对提高结核病诊断阳性率有帮助。

(四)分子病理检测

1. 常用技术

(1)荧光定量 PCR 技术:实时荧光定量 PCR(realtime fluorescence quantitative PCR)主要原理是通过荧光染料或荧光标记的特异性探针,对 PCR 产物进行标记跟踪,实时在线监控反应过程,结合相应软件对产物进行分析。该技术是目前临床应用最为广泛的分子病理检测技术,其主要优势在于操作简便,成本低廉,快速灵敏等。结核分枝杆菌特异基因 IS6110 是目前最常用的检测靶点。该基因只存在于结核分枝杆菌复合群,且是多拷贝基因。因此对于结核病的诊断具有良好的敏感性和特异性。可以通过检测该基因鉴别诊断结核病与非结核分枝杆菌病。主要的检测流程包括核酸提取,PCR 反应液配制,PCR 扩增,结果分析等。

(2)核酸杂交技术:核酸杂交(nucleic acid hybridization)技术主要原理是与探针(probe)具有一定同源性和互补性的待测核酸分子在一定的条件下,可以与探针通过氢键形成双链分子。这种双链分子可通过同位素、荧光物质或生物素标记探针或待测核酸分子后,利用放射自显影或显色反应检测出来。该技术相比 PCR 技术具有更高的检测通量,一次实验可以检测多个基因位点。分枝杆菌菌种繁多,尤其是非结核分枝杆菌。因此,核酸杂交技术的高通量有助于一次鉴定多种分枝杆菌菌种。目前最常用的分枝杆菌菌种鉴定基因有 16s rDNA,ITS 等。目前常用于临床诊断的技术有膜反向杂交及基因芯片等。耐药结核病是由耐药结核分枝杆菌引起,而结核分枝杆菌的耐药主要是由耐药相关基因突变引起的。核酸杂交技术可以实现一次实验中检测多种抗结核药物的耐药相关基因突变。如通过检测 rpoB 基因突变可以检测利福平耐药结核分枝杆菌,通过检测 katG、inhA、ahpC 等基因突变可以检测异烟肼耐药结核分枝杆菌。目前常用于临床诊断的技术有膜反向杂交及基因芯片等。主要的检测流程包括核酸提取、PCR 扩增、杂交、显色、信号读取和结果分析等。

（3）高分辨熔解曲线技术：高分辨熔解曲线（high resolution melting，HRM）技术主要原理是双链核酸分子热稳定性受其长度及碱基组成影响，序列变化会导致升温过程中双链核酸分子解链行为的改变。由于所用的荧光染料只能结合双链核酸分子，因此通过实时检测双链核酸分子熔解过程中荧光信号值的变化，再借助专业性的分析软件，可以检测待测核酸分子的序列多态性。其特点在于敏感性高，可检测单碱基差异，成本低，通量较高，闭管操作等。目前国内主要将此技术应用于耐药结核分枝杆菌的检测。检测的耐药相关基因主要与利福平、异烟肼、乙胺丁醇、喹诺酮类等抗结核药物的耐药性相关。主要检测流程包括核酸提取、PCR 扩增、熔解曲线检测和结果分析等。

2. 注意事项　基于 PCR 的分子病理检测技术敏感性很高，需要严加防范外源 DNA 的污染，以免造成假阳性结果。

六、免疫学诊断

（一）结核菌素皮肤试验

结核菌素是结核分枝杆菌蛋白质制成的一种特异性反应原。结核菌素皮肤试验是用来诊断结核分枝杆菌感染的一种传统方法，包括旧结核菌素（OT）和结核菌素纯蛋白衍生物（PPD）。目前全球和我国均推行 PPD 试验，皮内法以 5 个单位 PPD 作为使用的标准剂量。

1. 适应证

（1）测定结核感染率和年感染率：通过结核菌素皮肤试验获得某一地区人群中结核分枝杆菌感染率和年感染率情况。

（2）活动性结核病辅助诊断：年龄越小、老年人及（或）合并免疫功能受损的患者，辅助诊断价值越大。特别对以下情况：①有肺结核病可疑症状；②近期有肺结核病患者密切接触史；③胸部影像学异常；④怀疑患肺外结核病者；⑤ 5 岁以下的儿童、65 岁以上的老年人以及合并糖尿病等免疫功能受损的结核病可疑患者。

（3）监测卡介苗接种质量：即在卡介苗接种后 12 周进行结核菌素皮肤试验，了解接种成功情况。

（4）筛选结核病患者和选择预防性治疗对象：对结核菌素皮肤试验强阳性反应的儿童、青少年，做进一步检查以及对其密切接触者进行检查，作为发现结核病的途径之一，根据条件也可对强阳性反应儿童、青少年、老年人以及合并免疫功能受损患者进行预防性抗结核治疗。

（5）监测结核病暴发流行：可及时发现结核集体感染情况，作为发现结核病暴发流行的线索。

2. 禁忌证

（1）各种传染病患病期及恢复期。

（2）各种疾病的急性期。

（3）有过敏反应史，或有癫痫史、癔病史者。

（4）有全身皮肤病。

3. 阳性结果判读

（1）72 小时（48~96 小时）检查反应。以皮肤硬结为准。

（2）硬结平均直径 <5mm 或无反应者为阴性。

（3）硬结平均直径≥5mm 者为阳性。硬结平均直径≥5mm,<10mm 为一般阳性;硬结平均直径≥10mm,<15mm 为中度阳性;硬结平均直径≥15mm 或局部出现双圈、水疱、坏死及淋巴管炎者为强阳性。

4. 不良反应处理　结核菌素皮肤试验后可能会出现一些异常反应,应予妥善处理。

（1）局部反应的处理

1）试验后一般反应如红肿、硬结不需要处理,可自行消退。

2）水疱:不要特殊处理,自然干燥,若水疱破溃,用 0.45%~0.55%（W/V）碘伏消毒液。

3）溃疡或坏死:可用利福平软膏涂抹。

（2）全身反应的处理

1）发热:多属热原反应,与器具消毒不严有关,一般于数小时内可恢复。

2）晕厥与休克:多与精神紧张、恐惧有关,可嘱其平卧、保温,必要时皮下注射 0.1% 肾上腺素 0.5~1ml。

3）病灶反应:注射后数小时肺部病灶周围毛细血管扩张,通透性增加,浸润渗出,形成变态反应性病灶周围炎,一般不必特殊处理,2~5 天可自行消退。

（二）抗结核抗体检测

血清抗结核抗体检测在临床上使用较多,成为结核病的快速辅助诊断手段,然而其敏感性和特异性均不高。

（三）γ-干扰素释放试验

γ-干扰素释放试验（interferon gamma release assays,IGRA）是检测结核分枝杆菌（MTB）特异性抗原刺激 T 细胞产生的 γ-干扰素,以判断是否存在 MTB 的感染。IGRA 不能用于确诊或排除活动性结核病,但对缺少细菌学诊断依据的活动性结核病(如菌阴肺结核等),IGRA 可在常规诊断依据的基础上,起到补充或辅助诊断的作用,IGRA 阴性结果对排除MTB 感染有一定帮助。此外,IGRA 检测胸腔积液和腹水等非血液标本的检测程序、判断标准和诊断效能有待进一步研究。目前国际上有 QFT-G（Quantiferon TB Gold）（第二代为Quantiferon TB Gold In Tube,QFT-GIT）与 T-SPOT 试剂盒。

1. 酶联免疫吸附试验（Quanti FERON 试验）　结核分枝杆菌特异性蛋白质的多肽抗原（ESAT-6、CFP-10 和 TB7.7）能刺激感染结核分枝杆菌者的 T 细胞产生 IFN-γ 的反应,但在未感染者或接种卡介苗但无结核病或潜伏结核感染（LTBI）风险者,则不会产生反应,利用酶联免疫实验检测并定量分析 γ-干扰素的浓度,判断是否存在结核分枝杆菌特异性细胞免疫反应。结果判读如下:

（1）阴性:可能不存在结核感染 T 细胞免疫反应。

（2）阳性:可能存在结核感染 T 细胞免疫反应。

（3）不确定结果:不能确定是否存在结核感染 T 细胞免疫反应。

2. 免疫斑点试验（T-SPOT.TB 试验）　将 PBMC、结核特异的混合抗原 A 和 B(分别为ESAT-6 和 CFP-10 的部分多肽片段),与对照试剂一起加入预先包被了抗 IFN-γ 抗体的微孔培养板进行培养。当 PBMC 中存在结核特异 T 细胞时,培养液中加入的结核特异混合抗原 A和 B 将刺激其分泌 IFN-γ。分泌的 IFN-γ 被微孔板上的抗 IFN-γ 捕获,再次加入碱性磷酸酶标记并针对不同 IFN-γ 表位的二抗与被捕获 IFN-γ 结合,滞留在微孔板表面,显色底物在反应部位被酶分解形成不溶性色素沉淀斑点。每 1 个斑点代表一个结核特异的效应 T 细胞。根据斑点数可以推测体内是否存在对结核杆菌反应的效应 T 细胞。结果判读如下:

（1）通常阴性对照没有或仅有很少斑点，阳性质控对照孔斑点数应当超过 20 个或遍布整个反应孔（斑点数量太多）。

（2）当阴性对照孔斑点数 >10 个或阳性对照孔斑点数 <20 个时，检测结果无效。

（3）根据抗原 A 或（和）抗原 B 孔的反应判断结果：①阴性对照孔斑点数为 0~5 时，阳性样本应为：（抗原 A 或抗原 B 斑点数）-（阴性对照孔斑点数）≥6；②当阴性对照孔斑点数≥6 个时，阳性样本应为：（抗原 A 或抗原 B 斑点数）≥2X（阴性对照孔斑点数）；③如果阳性对照孔结果良好，但抗原 A 或抗原 B 均达不到阳性样本判断标准，则结果为阴性；④当阴性对照孔斑点数≤10 个或阳性对照孔斑点数≥20 个时（抗原 A 或抗原 B 斑点数）-（阴性对照孔斑点数）=5~7 个，此结果为灰区值，推荐另取标本复查；⑤虽然所有种类的 BCG 疫苗及大部分已知的非结核分枝杆菌并不含有 ESAT-6.CFP-10，但 *M.kansasii*、*M.szulgai*、*M.marinum* 或 *M.gordonae* 感染可使检测结果呈阳性，若怀疑有这些细菌感染，则应该用其他方法进行检测；⑥极少数人群的 T 细胞对 PHA（阳性对照）刺激无反应。

第二节　诊 断 标 准

一、诊断原则

肺结核的诊断是以病原学（包括细菌学、分子生物学）检查为主，结合流行病史、临床表现、胸部影像、相关的辅助检查及鉴别诊断等，进行综合分析做出诊断。以病原学、病理学结果作为确诊依据。

儿童肺结核的诊断，除痰液病原学检查外，还要重视胃液病原学检查。

二、诊断标准

（一）疑似病例

凡符合下列项目之一者：

1. 具有肺结核胸部影像学表现。

2. 5 岁以下儿童有肺结核患者接触史、结核菌素皮肤试验中度阳性或强阳性、γ-干扰素释放试验阳性。

（二）临床诊断病例

经鉴别诊断排除其他肺部疾病，同时符合下列项目之一者：

1. 有肺结核临床表现和胸部影像学表现。

2. 有肺结核胸部影像学表现及结核菌素皮肤试验中度阳性或强阳性。

3. 有肺结核胸部影像学表现及 γ-干扰素释放试验阳性。

4. 有肺结核胸部影像学表现及结核分枝杆菌抗体阳性。

5. 有肺结核胸部影像学表现及肺外组织病理检查证实为结核病变者。

6. 有气管、支气管结核临床表现及支气管镜下表现可诊断为气管、支气管结核。

7. 有结核性胸膜炎临床表现，胸腔积液为渗出液、腺苷脱氨酶升高，结核菌素皮肤试验中度阳性或强阳性或 γ-干扰素释放试验阳性或结核分枝杆菌抗体阳性，可诊断为结核性胸膜炎。

8. 儿童肺结核临床诊断病例应同时具备以下两条：

（1）有肺结核胸部影像学及临床表现。

（2）结核菌素皮肤试验中度阳性或强阳性或 γ-干扰素释放试验阳性。

（三）确诊病例

1. 痰涂片阳性肺结核诊断　凡符合下列项目之一者：

（1）2 份痰标本涂片抗酸杆菌阳性。

（2）1 份痰标本涂片抗酸杆菌阳性及有肺结核胸部影像学表现。

（3）1 份痰标本涂片抗酸杆菌阳性及分枝杆菌培养阳性并菌种鉴定为结核分枝杆菌复合群。

2. 仅分枝杆菌分离培养阳性肺结核诊断　有肺结核胸部影像学表现，且至少 2 份痰标本涂片阴性并且分枝杆菌培养阳性，并菌种鉴定为结核分枝杆菌复合群。

3. 分子生物学检查阳性肺结核诊断　有肺结核影像学表现及结核分枝杆菌核酸检测阳性。

4. 肺组织病理学检查阳性肺结核诊断　结核病病理学检查符合结核病病理学改变。

5. 气管、支气管结核诊断　凡符合下列项目之一者：

（1）有气管、支气管结核支气管镜下表现及病理学检查符合结核病病理学改变。

（2）有气管、支气管结核支气管镜下表现，气管、支气管分泌物涂片抗酸杆菌阳性，或分枝杆菌培养阳性并菌种鉴定为结核分枝杆菌复合群，或结核分枝杆菌核酸检测阳性。

6. 结核性胸膜炎诊断　凡符合下列项目之一者：

（1）有结核性胸膜炎的胸部影像学表现，及胸腔积液或胸膜病理学检查符合结核病病理学改变。

（2）有结核性胸膜炎的胸部影像学表现，及胸腔积液涂片抗酸杆菌阳性，或分枝杆菌培养阳性并菌种鉴定为结核分枝杆菌复合群，或结核分枝杆菌核酸检测阳性。

第三节　鉴 别 诊 断

肺结核的症状、体征和影像学表现同许多胸部疾病相似，在诊断肺结核时，应注意与其他疾病相鉴别，包括与非结核分枝杆菌肺病鉴别。经鉴定符合非结核分枝杆菌者，按非结核分枝杆菌肺病处理。

一、肺结核鉴别诊断

（一）影像呈浸润表现的肺结核鉴别

影像呈浸润表现的肺结核应与细菌性肺炎、肺真菌病和肺寄生虫病等感染性肺疾病相鉴别。细菌性肺炎常有受凉史，多伴白细胞升高，抗感染治疗病灶吸收较快；肺真菌病常有长期应用抗生素、免疫抑制剂或患有免疫疾病史，痰真菌培养阳性，血 G 试验及 GM 试验阳性，抗感染、抗结核治疗无效，抗真菌治疗有效；肺寄生虫病患者常有在流行地区居住史，食污染食物及饮生水史，痰内或胸腔积液查到虫卵，血清特异性抗体检查有助于诊断。

（二）肺结核球鉴别

肺结核球与周围性肺癌、炎性假瘤、肺错构瘤和肺隔离症等相鉴别。周围性肺癌患者常以咳嗽、胸痛就诊或体检发现病灶，病灶多有分叶、毛刺，多无卫星病灶，患者痰中可找到瘤细胞，经皮肺穿刺活检或经支气管镜肺活检病理检查常能确诊；炎性假瘤是一种病因不明的炎性肉芽肿病变，患者以前曾有慢性肺部感染史，抗感染治疗病灶逐渐缩小；肺错构瘤常为孤立病灶,呈爆米花样阴影;肺隔离症以20岁年轻人较多,不伴肺内感染时可长期无症状,病变好发于肺下叶后基底段,以左下肺多见,密度均匀、边缘清楚,很少钙化,血管造影及肺放射性核素扫描可见单独血供,可确诊。

（三）血行播散性肺结核鉴别

血行播散性肺结核与支气管肺泡细胞癌、肺含铁血黄素沉着症和弥散性肺间质病等相鉴别。肺泡细胞癌患者多无结核中毒症状,胸闷、气短症状明显,可以有较多泡沫样痰液,病灶多发生于双肺中下肺野,分布不均匀,痰中检查可查到癌细胞,经皮肺活检、经支气管镜肺活检常能确诊;肺含铁血黄素沉着症患者常有反复咳嗽、咯血及缺铁性贫血症状,有过敏、二尖瓣狭窄、肺出血—肾炎综合征等病史,阴影中下肺野分布较多,患者痰巨噬细胞内发现含铁血黄素颗粒可助诊断,确诊通常依靠经皮肺组织活检或经支气管镜肺活检病理检查;弥散性肺间质病患者病史较长,进行性呼吸困难,部分患者有粉尘接触史,阴影以中下肺野、内中带较多,患者未并发感染时,多无发热,低氧血症明显,确诊通常需肺活检病理检查。

（四）支气管淋巴结结核鉴别

支气管淋巴结结核与中央型肺癌、淋巴瘤和结节病等相鉴别。肺癌患者年龄多在40岁以上,患者早期可有刺激性干咳、血痰,多无结核中毒症状;淋巴瘤为淋巴系统的恶性肿瘤,可表现单侧或双侧肺门淋巴结肿大,患者多伴血红蛋白降低、浅表部位淋巴结肿大;结节病是原因不明的全身性肉芽肿疾病,影像学表现双侧肺门或纵隔淋巴结肿大,结核菌素试验多为阴性,Kveim试验阳性,血管紧张素转化酶升高,肾上腺皮质激素治疗有效,以上疾病确诊通常需支气管镜检查或超声内镜检查并病理检查。

（五）肺结核空洞鉴别

肺结核空洞与癌性空洞、肺囊肿和囊性支气管扩张等相鉴别。肺癌性空洞洞壁多不规则,空洞内可见结节状突起,空洞周围无卫星灶,空洞增大速度较快;肺囊肿为肺组织先天性异常,多发生在肺上野,并发感染时,空腔内可见液平,周围无卫星灶,未并发感染时可多年无症状,病灶多年无变化;囊性支气管扩张多发生在双肺中下肺野,患者常有咳大量脓痰、咯血病史,薄层CT扫描或碘油支气管造影可助诊断。

（六）气管、支气管结核鉴别

气管、支气管结核应与支气管哮喘、支气管扩张、慢性阻塞性肺疾病、气管支气管真菌感染、气管支气管肿瘤、气管及支气管异物等相鉴别。气管、支气管结核临床上常被误诊为支气管哮喘,尤其是青中年女性患者,两种疾病需鉴别诊断。支气管哮喘是气道炎症导致的气道高反应性及可逆性气流受限。支气管哮喘表现为反复发作性喘息、胸闷及咳嗽症状,发病时哮鸣音具有弥散性及可逆性、呼气相为主,肺功能检查（呼气流速、支气管激发试验或运动试验、支气管舒张试验等）、外周血及痰液嗜酸性粒细胞计数等结果有助于支气管哮喘诊断。气管、支气管结核喘鸣可表现在呼气相也可表现在吸气相,多合并肺部结核病变,支气管镜检查刷检、冲洗标本发现结核分枝杆菌或活检组织病理学显示结核病病理改变。气管、支气管结核及肺结核可继发性支气管扩张,有时与非结核原因引起的支气管扩张鉴别较为困难。支气管扩张是支气管及其周围肺组织慢性炎症导致的支气管壁肌肉和弹性组织破坏,管腔不可逆的扩张、变形。支气管扩张典型临床表现为慢性咳嗽、可大量脓痰和反复咯血,影像学对诊断具有决定性价值,胸部高分辨率CT扫描可表现为柱状、囊状或混合型支气管扩张。非结核性支气管扩张多具有年幼时曾患麻疹、百日咳及肺炎等病史,双下肺多发。结核性气管扩张多有明显肺结核病病史,双上肺尖后段及下叶背段多发。慢性阻塞性肺疾病多发生在老年患者,咳嗽、咳痰、喘息多每年冬春季为主,一般不伴咯血,多有肺气肿体征,两肺可闻及散在干湿啰音,痰液多为白色黏痰,感染时可呈脓性,结核病相关检查如痰菌检查等阴性。气管支气管真菌感染多发生于体弱多病者,多有长期使用抗生素或抗菌药物、免疫抑制剂史,经支气管镜获取的活体组织、保护性刷检及冲洗液标本真菌、结核分枝杆菌检查有助于鉴别诊断。气管支气管良性肿瘤有平滑肌瘤、息肉、软骨瘤、脂肪瘤、错构瘤、神经纤维鞘瘤、鳞状上皮乳头状瘤、多形性腺瘤等;恶性肿瘤有原发性支气管肺癌、腺样囊性癌、淋巴瘤、类癌、黏液表皮样癌、恶性黑色素瘤等;支气管镜活检组织病理学等可鉴别。气管、支气管异物与支气管结核均可有刺激性咳嗽,阻塞性肺炎或肺不张,但气管异物多有明确异物吸入史,起病急骤,无结核中毒症状,支气管镜检查可获诊断。

（七）结核性胸膜炎鉴别

结核性胸膜炎与各种漏出性胸腔积液、癌性胸腔积液和肺炎旁胸腔积液等相鉴别。胸腔积液(pleural effussion,PF)诊断的一项必要工作是鉴别是渗出液(来自侵及胸膜的疾病或导致血管通透性增加和或胸腔淋巴回流减少的疾病)还是漏出液(起因与正常胸膜系统胸内流体静力压和胶体渗透压的紊乱),其鉴别目前仍采用 Light 标准,即符合下列一项或多项标准可诊断为渗出液:

（1）PF 的蛋白 / 血清蛋白比值 >0.5。

（2）PF 的 LDH/ 血清 LDH 比值 >0.6。

（3）PF 的 LDH>2/3 正常血清 LDH 上限。

胸腔积液脂质和胆固醇的测量一般用于怀疑乳糜胸或假性乳糜胸的诊断。当胸腔积液总甘油三酯(TG)>110mg/dl,胸腔积液 TG/ 血清 TG>1,胸腔积液胆固醇 / 血清胆固醇 <1 时,可诊断乳糜胸。胸腔积液 TG<50mg/dl 可排除乳糜胸的诊断。心源性胸腔积液、肝性胸腔积液和肾性胸腔积液,临床上积液多为双侧,有原发病病史,无结核中毒症状,胸腔积液密度1.016,蛋白含量 <30g/L,通常为漏出液,原发病好转后胸腔积液很快吸收。肿瘤胸膜转移及胸膜间皮瘤,患者常有剧痛,胸腔积液多为血性,胸腔积液瘤细胞及胸膜活检特别是胸腔镜下直视活检病理检查可助诊断。肺炎旁胸腔积液患者有感染史,抗感染治疗后胸腔积液很快吸收。

（八）肺结核与非结核分枝杆菌肺病鉴别

非结核分枝杆菌肺病临床表现酷似肺结核病。多继发于支气管扩张、硅沉着病(矽肺)和肺结核病等慢性肺病,也是人类免疫缺陷病毒(HIV)感染或获得性免疫缺陷综合征(AIDS)的常见并发症。常见临床症状有咳嗽、咳痰、咯血、发热等。胸片可表现为炎性病灶及单发或多发薄壁空洞,纤维硬结灶、球形病变及胸膜渗出相对少见。病变多累及上叶的尖段和前段。但亦约有 20%~50% 的患者无明显症状。痰抗酸染色涂片检查阳性,无法区别结核分枝杆菌与非结核分枝杆菌,只有通过分枝杆菌培养菌型鉴别方可鉴别。其病理组织学基本改变类似于结核病,但非结核分枝杆菌肺病的组织学上改变以类上皮细胞肉芽肿改变多见,无明显干酪样坏死。胶原纤维增生且多呈现玻璃样变,这是与结核病组织学改变区别的主要特点。目前尚无特效治疗非结核分枝杆菌肺病的化学药物和标准的化疗方案,且多数非结核分枝杆菌对抗结核药物耐药,故主张抗结核药物与其他抗生素联合使用,方案中药物以 3~5 种为宜,一般情况下,非结核分枝杆菌肺病在抗酸杆菌阴转后仍需继续治疗 18~24个月,至少 12 个月,与肺结核化疗方案明显不同。

二、诊断性抗结核治疗

1. 诊断性抗结核治疗的对象是涂阴肺结核,而涂阴肺结核患者的诊断必须由放射医生和门诊医生联合病案讨论确认,必要时请涂阴肺结核诊断小组会诊后确诊。

2. 对暂时不能确诊而疑似肺炎的患者,可进行诊断性抗感染治疗(一般观察 2 周)或使用其他检查方法进一步确诊,此类患者可暂不在"结核病患者登记本"中登记。诊断性抗感染治疗不应选择喹诺酮类、氨基糖苷类等具有明显抗结核活性的药物。

3. 对经抗感染治疗后仍怀疑患有活动性肺结核的患者,可进行诊断性抗结核治疗,推荐使用初治活动性肺结核治疗方案,一般治疗 1~2 个月。此类患者可登记在"结核病患者登记本"中,如最后否定诊断,应变更诊断。

培训要点

1. 肺结核的主要诊断方法。
2. 不同类型肺结核的诊断标准。
3. 各型肺结核的鉴别诊断。

课后练习题

1. 选择题

(1) 肺结核的可疑症状有哪些?(　　　)

A. 咳嗽、咳痰≥2 周
B. 痰中带血
C. 咯血
D. 以上均是

(2) 姜尔—尼尔逊(Ziehl-Neelsen)抗酸染色法镜检抗酸杆菌阳性(2+)是指(　　　)。

A. 3~9 条抗酸杆菌 /100 视野
B. 1~9 条抗酸杆菌 /10 视野
C. 1~9 条抗酸杆菌 / 每视野
D. ≥10 条抗酸杆菌 / 每视野

(3) 结核分枝杆菌 / 利福平耐药实时荧光定量核酸扩增检测技术(Xpert MTB/RIF 技术)可以用于诊断(　　　)。

A. 结核病
B. 利福平耐药结核病
C. 耐多药结核病
D. 结核病及利福平耐药结核病

(4) 原发综合征包括(　　　)。

A. 肺内原发性病灶
B. 肺门 / 纵隔肿大淋巴结
C. 结核性淋巴管炎
D. 以上均是

（5）支气管镜检查的适应证不包括（　　　）。

A. 大气道旁的淋巴结肿大，原因不明者

B. 疑诊气管、支气管瘘者

C. 多发性肺大疱

D. 肺内病灶，尤其是近肺门的病灶，需要鉴别诊断者

E. 菌阴肺结核或耐药肺结核，需获取细菌学证据者

（6）结核病的病理学诊断包括（　　　）。

A. 抗酸染色　　　　B. 免疫组织化学法　　　　C. 分子检测　　　　D. 以上均是

（7）γ-干扰素释放试验可以用于（　　　）。

A. 排除活动性结核病　　　　　　　　　B. 诊断活动性结核病

C. 诊断潜伏结核感染　　　　　　　　　D. 以上均不是

（8）肺结核临床诊断病例包括（　　　）。

A. 有肺结核临床表现和胸部影像学表现

B. 有肺结核胸部影像学表现及结核菌素皮肤试验中度阳性或强阳性

C. 有肺结核胸部影像学表现及γ-干扰素释放试验阳性

D. 有肺结核胸部影像学表现及结核分枝杆菌抗体阳性

E. 以上均是

（9）痰涂片阳性肺结核是指（　　　）。

A. 2份痰标本涂片抗酸杆菌阳性

B. 1份痰标本涂片抗酸杆菌阳性及有肺结核胸部影像学表现

C. 1份痰标本涂片抗酸杆菌阳性及分枝杆菌培养阳性并菌种鉴定为结核分枝杆菌复合群

D. 以上均不是

（10）气管支气管结核应与以下哪些疾病相鉴别（　　　）。

A. 支气管哮喘　　　　　　B. 支气管扩张　　　　　　C. 支气管肺癌

D. 支气管异物　　　　　　E. 以上均是

2. 简答题

（1）肺结核病原学诊断方法有哪些？

（2）血行播散性肺结核有哪些影像学表现？

（3）支气管结核的确诊诊断包括哪些？

（4）渗出液和漏出液的诊断标准有哪些？

（5）肺结核与非结核分枝杆菌肺病如何进行鉴别？

（6）如何实施诊断性抗结核治疗？

（徐金田　马丽萍　吴桂辉　谭守勇　唐神结）

第四章 抗结核治疗药物

学习目的

1. 掌握各种抗结核治疗药物的用法、用量。
2. 掌握各种抗结核治疗药物的不良反应。
3. 熟悉抗结核治疗药物的分类。
4. 熟悉抗结核治疗药物的作用机制。

第一节 抗结核治疗药物分类

一、按作用效果、临床应用优先级与副作用大小分类

按作用效果、临床应用优先级与副作用大小将抗结核药物分为两类:即一线和二线抗结核药物,异烟肼、利福平、吡嗪酰胺、乙胺丁醇和链霉素等因其疗效好、临床优先应用、副作用小归为一线抗结核药物,其余则归为二线抗结核药物。

二、按杀菌作用与抑菌作用分类

Mitchison 等根据抗结核药物作用分为杀菌药和抑菌药,异烟肼和利福平为全杀菌药物,而吡嗪酰胺和链霉素则为半杀菌药物,其余抗结核药物为抑菌药。

三、按作用和功能分类

有根据抗结核药物的作用和功能分为 3 类:即早期杀菌作用的药物如异烟肼,灭菌作用的药物如利福平,防止耐药性产生的药物如异烟肼和利福平等。

第二节 抗结核治疗药物的作用机制

抗结核药物通过不同作用方式,发挥杀菌、抑菌和灭菌作用。但各种药物的作用机制各不相同,分别以一种或多种机制干扰结核分枝杆菌的代谢过程。

1. 阻碍结核分枝杆菌细胞壁的合成 乙胺丁醇。
2. 抑制结核分枝杆菌分枝菌酸的生物合成 主要药物有:异烟肼、丙硫异烟胺、乙硫异烟胺和德拉马尼。

3. 抑制结核分枝杆菌蛋白质合成 主要药物有：链霉素、阿米卡星、卡那霉素、卷曲霉素、克拉霉素和利奈唑胺。

4. 抑制 RNA 的合成 主要药物有：利福平、利福布汀、利福喷丁。

5. 抑制 DNA 旋转酶的合成 主要药物有：左氧氟沙星、莫西沙星、加替沙星。

6. 抑制肽葡聚糖的合成 主要药物有：环丝氨酸、特立齐酮、伊米配能/西司他丁、美罗培南、阿莫西林/克拉维酸。

7. 抑制 ATP 合成酶 贝达喹啉。

8. 抑制叶酸的合成 对氨基水杨酸。

9. 影响细胞膜的稳定性 氯法齐明。

第三节 抗结核治疗药物的种类、剂型、用法及常见不良反应

（一）异烟肼（isoniazid，INH，H）**片剂、注射剂**

1. 药理作用及作用机制 对结核分枝杆菌具有强大的杀菌作用，可杀灭细胞内、外的结核分枝杆菌，是全效杀菌药。对结核分枝杆菌的最低抑菌浓度（MIC）为 $0.02\sim0.05\mu g/ml$。单独应用数周后便可导致自然耐异烟肼的突变菌生长，与其他抗结核药物联合应用，可使耐药现象延缓出现。异烟肼是各类型结核病治疗的首选药物，适用于初、复治的各型肺结核及肺外结核，是结核性脑膜炎的必选药物。

2. 用法及用量 成人每日 0.3g，每日 1 次顿服。采用间歇疗法时按体重计算服药量：大于或等于 50kg 者 0.6g，小于 50kg 者 0.5g，两日或三日 1 次顿服。急性粟粒型肺结核、结核性脑膜炎适当增加剂量，每日 0.4~0.6g。

3. 不良反应 ①末梢神经炎：末梢皮肤感觉异常，多为两侧对称性改变，指（趾）端麻木，或伴疼痛。②中枢神经系统：表现欣快感，记忆力减退，注意力不集中等。亦可出现兴奋，抑郁，头晕，头疼，失眠，嗜睡甚至精神失常。有癫痫或精神病史者可诱发其发作。③肝损害：大剂量易造成肝损害，与利福平并用时肝损害发生率增高。④过敏反应：偶有药物热，皮疹。⑤其他少见的不良反应：食欲不振，恶心，呕吐，贫血，白细胞减少，男性乳房发育，月经失调，阳痿，心动过速等。

（二）利福平（rifampicin，RFP，R）**胶囊剂、注射制剂**

1. 药理作用及作用机制 利福平具有广谱抗菌作用，对结核分枝杆菌、非结核分枝杆菌、麻风杆菌、革兰阳性和阴性菌均有杀菌作用。临床主要用于治疗结核病，对细胞内外、不同生长状态的结核分枝杆菌均有杀菌作用，是一种完全杀菌药。通过与细菌的 RNA 聚合酶 β 亚基结合，干扰信使核糖核酸（mRNA）的合成，进而阻碍其 RNA 的合成，抑制结核分枝杆菌的生长及繁殖，导致细菌死亡。主要用于各类型初、复治肺结核病以及不耐利福平的耐药肺结核、肺外结核病。亦可用于骨关节结核和淋巴结核伴有瘘管者的局部用药。

2. 用法用量

（1）口服：成人：体重 <50kg，每日 450mg；体重≥50kg，每日 600mg；空腹顿服，每日 1 次。

（2）注射制剂：成人：每日单次静脉滴注 450~600mg。用 5% 葡萄糖注射液或 0.9% 氯化钠注射液 250~500ml 稀释后静脉滴注，输注时间 2~3 小时。

3. 不良反应

（1）肝毒性：表现为转氨酶升高，肝大，严重时伴有黄疸。肝损害多见于与其他抗结核

药物特别是异烟肼合并用药时。老人、孕妇、嗜酒者、营养不良和慢性肝病者较易发生。

（2）过敏反应：表现为药物热、皮肤瘙痒、皮疹，严重者导致剥脱性皮炎。可有嗜酸性粒细胞增多，血小板减少，粒细胞减少，血红蛋白减少，急性肾功能衰竭，严重时发生过敏性休克等。

（3）类流感样综合征：表现为寒战，高热，头痛，全身酸痛，关节痛等。

（4）胃肠道症状：恶心，呕吐，腹胀。

（5）偶致胎儿畸形。

（三）利福喷丁（rifapentine，Rft）**胶囊剂**

1. 药理作用和作用机制　为利福类药物的衍生物，具有广谱抗菌作用，抗菌谱同利福平。抗结核活性比利福平强 2~10 倍。其半衰期 32.8 小时，比利福平明显延长，是利福平的 4.05 倍。临床主要用于治疗各种类型的初治，复治的结核病及潜伏感染的预防性化疗。与利福平有交叉耐药性，对利福平产生耐药的病例亦对利福喷丁耐药。可空腹或进食后服用。因其具有脂溶性的特点，因此，进餐高脂食物后有利促进药物的吸收。

2. 用法和用量　成人每次 450~600mg，每周 1~2 次。

3. 不良反应　利福喷丁的肝毒性发生率低于利福平。多数患者的肝损害呈可逆性变化，表现一过性转氨酶升高，肝大。亦有过敏反应发生，表现皮疹、药物热等。少数患者可出现轻度粒细胞，血小板减少。

（四）利福布汀（rifabutin，Rfb）**胶囊剂**

1. 药理作用及作用机制　抗菌谱广，抗菌作用强。对结核分枝杆菌、麻风杆菌和非结核分枝杆菌（如鸟分枝杆菌复合群、堪萨斯分枝杆菌、海分枝杆菌等）均有较强的杀菌作用。利福布汀对结核分枝杆菌的抗菌活性是利福平的 2~4 倍。利福布汀对约 12%~24% 耐利福平的结核分枝杆菌敏感。与其他抗结核药物联合用于结核病的治疗，尤其是用于 HIV 感染合并结核病时，也可用于部分非结核分枝杆菌病的治疗。

2. 用法和用量　口服剂量 0.15~0.3g，每日 1~2 次顿服。

3. 不良反应

（1）肝损害：可引起转氨酶升高，黄疸发生率大约 0.4%。

（2）过敏反应：表现皮疹，药物热。

（3）血液系统损害：可引起白细胞减少，血小板减少或贫血。

（4）消化系统反应：以恶心、呕吐多见，腹痛发生较少见。

（5）肌肉、关节疼痛。

（五）吡嗪酰胺（pyrazinamide，PZA，Z）**片剂**

1. 药理作用及作用机制　吡嗪酰胺对结核分枝杆菌有较好的抗菌作用，而对其他非结核分枝杆菌不敏感。在酸性环境中有较强的杀菌作用，常与异烟肼、利福平联合用于初治结核病的强化期，起到协同杀菌作用，是短程化疗的主要用药之一。亦是结核性脑膜炎除异烟肼以外的必选药物；与其他抗结核药物无交叉耐药，还可用于治疗各种耐药结核病。其作用机制可能与吡嗪酸有关，吡嗪酰胺渗透入吞噬细胞后并进入结核分枝杆菌菌体内，菌体内的酰胺酶使其脱去酰胺基，转化为吡嗪酸而发挥抗菌作用。另因吡嗪酰胺在化学结构上与烟酰胺相似，通过取代烟酰胺而干扰脱氢酶，阻止脱氢作用，妨碍结核分枝杆菌对氧的利用而影响细菌的正常代谢，造成死亡。

2. 用法及用量　成人，每日 20~30mg/kg；或者体重 <50kg，每日 1.5g，体重 ≥50kg，每日

1.75g;顿服,或分 2~3 次服,一日不超过 2g。

3. 不良反应

(1)肝脏损害:引起转氨酶升高,肝大。长期大剂量应用时可发生中毒性肝炎,造成严重肝细胞坏死、黄疸等。

(2)胃肠症状:表现食欲不振,恶心,严重时呕吐。

(3)痛风样关节炎,高尿酸血症:是因吡嗪酰胺的代谢物吡嗪酸抑制了尿酸的排出,而出现高尿酸所致。

(4)过敏反应:表现药物热,皮疹,光敏反应等。

(六)乙胺丁醇(ethambutol,EMB,E)**片剂**

1. 药理作用及作用机制　乙胺丁醇对结核分枝杆菌有较强的抑菌作用,仅对各种生长繁殖状态的结核分枝杆菌有作用,对静止状态的细菌几无影响。可应用于各型肺结核和肺外结核,尤其适用于不能耐受链霉素注射的患者。

2. 用法及用量　口服剂量,体重 <50kg,每日 0.75g;体重 ≥50kg,每日 1.0g,顿服。间歇治疗时 1.0g,1 次顿服,每周 2~3 次。

3. 不良反应

(1)视神经损害:表现为视力减退、模糊,视野缩小。

(2)末梢神经炎:少数患者出现四肢麻木,蚁走感,触觉减弱,疼痛,关节酸痛。

(3)过敏反应:表现发热,皮疹,严重时出现剥脱性皮炎,血小板减少性紫癜及过敏性休克。

(4)胃肠道反应:少数患者有食欲不振,恶心,呕吐等反应。

(5)偶见肝功能损伤,高尿酸血症,精神障碍,粒细胞减少,低血钙等。

(七)链霉素(streptomycin,Sm,S)**注射剂**

1. 药理作用及作用机制　链霉素为氨基糖苷类抗生素,具有较强的抗结核分枝杆菌的作用。其作用机制为阻碍结核分枝杆菌蛋白质合成的多个环节,主要通过干扰氨酰基-tRNA 和核蛋白体 30S 亚单位结合,抑制 70S 复合物形成,因而抑制肽链的延长,影响合成蛋白质致细菌死亡。主要用于治疗初治结核病,短程化疗时多用于强化期。

2. 用法及用量　成人 0.75g,每日 1 次,肌内注射。

3. 不良反应

(1)对第八对颅神经的毒性作用:主要损害前庭和耳蜗神经,前庭神经损害表现为眩晕,头痛,恶心,严重时平衡失调。耳蜗神经损害表现为耳鸣,听力减退,耳聋等。耳聋多在持续耳鸣后出现,停药后难以恢复。

(2)肾毒性:主要损害近端肾小管,引起蛋白尿,管型尿,严重时发生氮质血症,肾功能衰竭。

(3)神经肌肉阻滞:有阻滞乙酰胆碱和络合钙离子的作用,引起面部、口唇、四肢麻木。

(4)过敏反应:以皮疹、药物热、嗜酸性粒细胞增多症多见,偶可引起血管神经性水肿,紫癜,过敏性休克。

(八)卡那霉素(kanamycin,Km)**注射剂**

1. 药理作用及作用机制　卡那霉素为氨基糖苷类抗生素,有较强的抗结核分枝杆菌作用。本品与链霉素等氨基糖苷类药物有单向交叉耐药,故需注意临床用药顺序。

2. 用法及用量成人常用量　深部肌内注射,常规用量 0.75g,每日一次;每日剂量不能超过 1.5mg/kg；老年患者酌减，0.5g 每日一次或 0.75g 隔日一次。

3. 不良反应 主要有第八对颅神经的损害，表现听力减退、耳鸣、步履不稳、眩晕。也可引起肾功能损害，严重时出现血尿、蛋白尿、肾功能不全。

（九）阿米卡星（amikacin，Am）**注射剂**

1. 药理作用及作用机制 为氨基糖苷类广谱抗生素，具有较强的抗结核分枝杆菌作用，对非结核分枝杆菌亦有良好的抗菌作用。治疗各类型结核病，主要用于对链霉素耐药者。适用于复治，耐药结核病治疗，可作为各类型耐药结核病选择用药。

2. 用法及用量 常规用量 0.4~0.6g，肌内注射或静脉滴注，每日 1 次。老年人酌减。

3. 不良反应 同卡那霉素，主要引起第八对颅神经损害及肾损害。

（十）卷曲霉素（capreomycin，Cm）**注射剂**

1. 药理作用和作用机制 卷曲霉素属多肽类药物，对结核分枝杆菌和部分非结核分枝杆菌如堪萨斯分枝杆菌具有抑菌作用。本品对链霉素耐药菌株仍敏感，对卡那霉素或阿米卡星耐药菌株部分敏感，是治疗耐药结核病的重要药物之一。

2. 用法和用量 常规用量 0.75g，肌内注射，每日 1 次。或者 0.75g 加入生理盐水 250ml 中静脉滴注，每日一次。

3. 不良反应

（1）卷曲霉素可致电解质紊乱，造成低血钾、低血钠、低血钙等，严重者出现抽搐、昏迷。

（2）其他毒性反应，同氨基糖苷类药物。但听神经损害程度低于链霉素，而肾毒性较链霉素多见并较严重。

（十一）氟喹诺酮类（fluoroquinolones，FQs）**片剂、胶囊剂、注射剂**

1. 药理作用与作用机制 氟喹诺酮类药物抗菌谱较广，对革兰阴性杆菌和阳性球菌均显示较好的抗菌活性。莫西沙星、左氧氟沙星对支原体、衣原体也显示较强活性。主要适用于各类型的复治、耐药肺结核病的治疗及部分非结核分枝杆菌病的治疗。

氟喹诺酮类药物作用于结核分枝杆菌脱氧核糖核酸（DNA）旋转酶（拓扑异构酶Ⅱ），致使结核分枝杆菌染色体上 DNA 链断裂，并抑制 DNA 旋转酶 A 亚单位，从而抑制 DNA 的复制、转录，为杀菌剂。莫西沙星或左氧氟沙星是治疗耐多药结核病的核心药物，加替沙星因可引起低血糖或高血糖，需酌情慎用。

2. 用法和用量

左氧氟沙星：体重 <50kg，每日 0.4g，体重 ≥50kg，一日量 0.6g，1 次或分次口服。治疗耐药结核病 0.75~1.0g/ 日，每日量 1 次或分次服用。

莫西沙星：0.4~0.8g，每日 1 次，口服。

加替沙星：0.4~0.8g，每日 1 次，口服。

3. 不良反应

（1）中枢神经系统：表现头痛，头晕，失眠。重者出现幻觉，精神错乱，甚至引发癫痫发作。

（2）过敏反应和光敏反应：表现药物热，皮肤瘙痒，皮疹。

（3）胃肠反应：以食欲不振、恶心、呕吐，腹胀，腹泻多见。

（4）肝、肾毒性：多表现一过性转氨酶增高，亦有肝功能衰竭的报道，肾损害以间质性肾炎多见。对喹诺酮药物过敏的患者更应注意肝、肾功能的变化。

（5）血液系统：偶可引起白细胞降低，血红蛋白降低，溶血性贫血等表现。

（6）骨关节损害：表现关节痛，停药后可自行恢复。动物试验显示幼龄动物有关节软骨损害，并影响其发育。

（7）QT 间期延长。

（十二）对氨基水杨酸（para-aminosalicylate，Pas）口服剂、注射剂

1. 药理作用及作用机制　对结核分枝杆菌有选择性的抑制作用，仅作用于细胞外的结核分枝杆菌。应用治疗各种类型的初治、复治结核病。亦可用于治疗耐药、耐多药结核病。

2. 用法及用量　每日量 8g，分 2~3 次口服；或静脉滴注 8~12g，每日 1 次，用生理盐水或 5% 葡萄糖液稀释成 3%~4% 浓度，避光下 2~3 小时滴完。

3. 不良反应

（1）胃肠道反应：食欲不振，恶心，呕吐，腹泻等，严重者造成胃溃疡和出血。

（2）过敏反应：发热，皮疹，亦可引起哮喘，嗜酸性粒细胞增加等。严重者高热，剥脱性皮炎。

（3）肝功能损害：转氨酶增高多见，严重时有黄疸。

（4）偶可引起粒细胞减少，甲状腺功能降低等。

（十三）丙硫异烟胺（protionamid，Pto）片剂

1. 药理作用及作用机制　丙硫异烟胺是异烟酸的衍生物，对结核分枝杆菌和某些非结核分枝杆菌有较强的抑菌作用。可与其他抗结核药物联合应用，治疗各类型的结核病。多用于复治、耐药肺结核治疗。

2. 用法、用量　成人：体重 <50kg，每日 0.5~0.6g，体重 ≥50kg，一日量 0.75~0.8g，一日不超过 1.0g，每日量分 2~3 次服用或顿服。

3. 不良反应　①胃肠反应：多见食欲不振，恶心，呕吐，反酸，腹部不适，腹泻。②肝功能损害：转氨酶升高，黄疸。③精神抑郁，失眠。④视力模糊、减退、眼痛等。⑤偶可引起月经失调、怕冷、脱发、性欲减退、男性乳房发育，皮肤干燥粗糙，甲状腺功能减退、眩晕等。

（十四）环丝氨酸（cycloserine，Cs）胶囊

1. 药理作用及作用机制　环丝氨酸的化学结构类似 D-丙氨酸。本品干扰细菌细胞壁合成的早期阶段，它通过竞争性抑制 L-丙氨酸消旋酶和 D-丙氨酸合成酶抑制细菌细胞壁的合成。主要用于耐药结核病治疗。环丝氨酸为维生素 B_6 的拮抗剂，可引起贫血或周围神经炎；服药期间，需增加维生素 B_6 的用量。

2. 用法及用量　成人常用剂量为：最初 2 周，每 12 小时口服本品 250mg；然后根据必要性及耐受性小心加量，加至每 8 小时口服 250mg，并监测血药浓度。最大剂量为一日 1g。

3. 不良反应

（1）常见的不良反应为焦虑、精神错乱、头晕、头痛、嗜睡、烦躁不安、精神抑郁、肌肉抽搐或颤抖、神经质、多梦、其他情绪改变或精神改变、语言障碍、自杀倾向等。

（2）少见的不良反应为皮疹、四肢麻木、麻刺感、烧灼感或手足无力、癫痫发作等。

（十五）贝达喹啉（bedaquiline，Bdq）片剂

1. 作用机制　是一种二芳基喹啉类抗分枝杆菌药物，可抑制分枝杆菌 ATP 合成酶，通过抑制该合成酶质子泵的活性影响结核分枝杆菌的 ATP 合成，发挥抗菌及杀菌作用。主要用于治疗成人耐多药结核病。

2. 用法用量　成人：前 2 周 400mg/ 日，每日一次；后 22 周 200mg/ 次，每周 3 次，两次用药之间至少间隔 48 小时，每周总剂量 600mg；用餐时服用，总疗程 24 周。儿童，18 岁以下青少年及 65 岁以上老年安全性及有效性尚不明确。

3. 不良反应

（1）常见不良反应：胃肠道反应（恶心、呕吐、腹痛、食欲缺乏），关节痛，头疼；

（2）少见反应：QT 间期延长，高尿酸血症，转氨酶增高，胰腺炎。

（十六）德拉马尼（delamanid，Dlm）片剂

1. 作用机制　德拉马尼是一种硝基咪唑吡喃类衍生物，作用机制为抑制结核分枝杆菌分枝菌酸的生物合成。主要作为联合治疗的一部分，用于治疗成人耐多药结核病。

2. 用法用量　成人：推荐剂量为每次 100mg，2 次 / 日，餐后口服，连续服药 24 周。儿童，18 岁以下青少年及 65 岁以上老年安全性及有效性尚不明确。

3. 不良反应　以下不良反应系德拉马尼临床研究中所见，尚不能确定为德拉马尼所特有，部分不良反应可能与背景治疗方案有关。

（1）心血管系统：心悸，QT 间期延长。

（2）消化系统：恶心，腹泻，胃痛，食欲下降。

（3）神经系统：头痛，感觉异常头晕耳鸣。

（4）精神症状：失眠，精神不振。

（5）关节或肌肉疼痛。

（6）网织红细胞增多。

（7）代谢异常：低血钾、高尿酸血症。

（8）咯血。

（十七）利奈唑胺（linezolied，Lzd）片剂、注射剂

1. 药理作用及作用机制　是噁唑烷酮类抗生素，作用机制为与细菌核糖体 50S 亚单位结合，抑制 mRNA 与核糖体连接，阻止 70S 起始复合物的形成，从而抑制细菌蛋白质的合成。作用于翻译系统的起始阶段，作用部位及方式独特，与其他抗菌药多无交叉耐药现象。该药有较好的抗结核分枝杆菌活性，对耐药菌株亦有抗结核活性。可用于治疗耐多药、广泛耐药结核病及重症、难治性结核性脑膜炎。

2. 用法与用量　成人：600~1200mg，每日 1~2 次；为减少不良反应，4~6 周后降低药量，600mg，每日 1 次。儿童：10mg/（kg·次），每 8 小时一次，不宜超过 600mg。如胃部不适，与食物一起服用。

3. 不良反应　主要不良反应是骨髓抑制（贫血、白细胞减少、血小板减少）和神经炎（视神经炎和外周神经炎）。神经炎表现为视力减退，肢体麻木、疼痛，以下肢多见。少见的不良反应有消化道反应，包括恶心、腹泻、腹痛等。其他尚有肝损害及低血压等。

（十八）氯法齐明（clofazimine，Cfz）胶囊

1. 药理作用及作用机制　本品对麻风分枝杆菌的生长有抑菌作用。易与细菌 DNA 结合，抑制蛋白质的合成，发挥其抗菌作用。对结核分枝杆菌具有较强的杀菌活性，对海分枝杆菌和溃疡分枝杆菌亦有活性。本品主要用于各类型麻风病的治疗。同时，也可用于治疗耐多药、广泛耐药结核病及重症、难治性结核性脑膜炎。

2. 用法与用量　成人：100~200mg/ 日，最大量不超过 300mg/ 日，口服。在治疗方案开始时 200mg/ 日，两个月后可以减为 100mg/ 日。

3. 不良反应

（1）皮肤色素沉着呈棕红色、红褐色，停药后 6 个月或 1 年可消退。

（2）胃肠道反应：食欲减退、腹痛、腹泻、恶心，呕吐。

（3）皮肤干燥、粗糙或脱屑、鱼鳞样改变。

（4）少见的有味觉改变、胃肠道出血、肝损伤、晕眩、嗜睡，眼干、刺激感、视力减迟、光敏反应、皮肤瘙痒。

（十九）阿莫西林/克拉维酸复合剂（amoxicillin/clavulanate，Amx/Clv）**片剂、注射剂**

1. 药理作用及作用机制　阿莫西林有一定的抗结核活性，克拉维酸与阿莫西林联合可使阿莫西林免遭 β 内酰胺酶水解、破坏，增强阿莫西林抗结核作用。可用于治疗复治、耐药结核病。禁用于青霉素过敏者。

2. 用法及用量　片剂：有两种规格：①每片 375mg（含阿莫西林 250mg，克拉维酸 125mg）；②每片 625mg（含阿莫西林 500mg，克拉维酸 125mg）。注射剂 1.2g（含阿莫西林 1g，克拉维酸 0.2g）用于治疗肺结核病 375~625mg，每日 3 次；或 1.2g 静脉滴注，每日 2 次。

3. 不良反应　与青霉素 G 有交叉过敏反应，口服时胃肠反应明显，表现恶心、呕吐、腹泻等。也有发生肝功能异常现象。

（二十）克拉霉素（clarithromycin，Clr）**片剂、缓释片及干混悬剂**

1. 药理作用及机制　大环内酯类抗生素，透过细菌细胞膜，与细菌核糖体的 50S 亚基成可逆性结合，阻断了转肽作用，抑制蛋白质的合成，达到抗菌作用。该药的抗结核分枝杆菌作用报道不一，一般认为该药抗结核分枝杆菌作用较弱。该药与其他抗结核药品联合用于耐药结核病治疗，不作为首选药品。

2. 用法与用量　成人 250~500mg，一日 2 次，口服。本品可空腹口服，也可与食物或牛奶同服，与食物同服不影响其吸收。

4. 不良反应　口腔异味，腹痛、腹泻、恶心、呕吐等胃肠道反应，头痛。偶见皮疹、瘙痒等过敏反应、肝毒性或艰难梭菌引起的假膜性肠炎。

（二十一）亚胺培南—西司他丁钠（imipenem-cilastatin sodium，Ipm/Cln）**注射剂**

1. 药理作用及机制　亚胺培南为碳青霉烯类抗生素，临床使用药品为亚胺培南与西司他丁（cilastatin）的复合制剂。亚胺培南可与多种青霉素结合蛋白（PBPs），抑制细菌细胞壁的合成，导致细胞溶解和死亡。该药对结核分枝杆菌可能有效。可用于治疗耐多药、广泛耐药结核病及重症、难治性结核性脑膜炎。

2. 用法与用量　成人 1000mg，每 12 小时进行 1 次缓慢静脉滴注，建议同时服用克拉维酸（可用阿莫西林/克拉维酸代替）125mg，每 8~12 小时用 1 次。体重 <50kg 的患者建议按 30mg/kg，2 次/天缓慢静脉滴注。也可肌内注射，不超过 1.5g/d，但肌内注射不推荐用于耐药结核病。疗程为 6~8 个月。

3. 不良反应

（1）滴注过快可出现头晕、出汗、全身乏力、恶心、呕吐等反应，如减慢滴注速度后症状仍不消失，须停用。

（2）神经系统不良反应：如头晕、抽搐、肌阵挛及精神症状。当出现抽搐等中枢神经系统症状可给予抗惊厥药物如苯妥英或安定治疗，亚胺培南须停用。亚胺培南—西司他丁在治疗儿童结核性脑膜炎时可引起惊厥，由于美罗培南很少致惊厥，因此，在结核性脑膜炎时常选用美罗培南。

（3）双重感染，如假膜性肠炎、口腔白色念珠菌感染。

（4）其他如皮疹、皮肤瘙痒、发热等过敏反应；血栓性静脉炎；恶心、呕吐、腹泻等胃肠道反应亦较多见。

（二十二）美罗培南（meropenem，Mpm）注射剂

1. 药理作用及机制　同亚胺培南—西司他丁钠。

2. 用法与用量　成人 1000mg/ 次，每 8 小时给药 1 次，并建议同时服用克拉维酸钾 125mg（可通过阿莫西林 / 克拉维酸钾口服制剂获取克拉维酸钾），每 8~12 小时给药 1 次；也可调整为 2000mg/d，2 次 / 天。需缓慢注射给药，每次需 3~5 分钟以上，静脉滴注需要 15~30 分钟以上。儿童给药每次 20~40mg/kg，每 8 小时给药 1 次；剂量不超过 2000mg/d。用于治疗耐多药结核病的疗程为 6~8 个月。用于治疗结核性脑膜炎的疗程为 1~2 个月。

3. 不良反应　同亚胺培南—西司他丁钠。

（二十三）对氨基水杨酸异烟肼片剂

1. 药理作用及作用机制　该药是对氨基水杨酸与异烟肼结合形成的一种新的药物（化合物）。对氨基水杨酸延缓异烟肼的乙酰化过程，使之半衰期延长，排出减慢，使异烟肼的抗结核作用加强。用于复治肺结核或耐药肺结核的治疗。

2. 用法与用量　0.1g/ 片，0.3~0.4g，每日 3 次，口服。

3. 不良反应　同异烟肼，肝损害、胃肠不良反应的发生低于异烟肼。

培训要点

1. 抗结核治疗药物的种类及作用特点。
2. 抗结核治疗药物的杀菌、灭菌和抑菌作用。
3. 抗结核治疗药物的常用剂量和使用方法。
4. 抗结核治疗药物的常见不良反应。

课后练习题

1. 选择题

（1）抑制结核分枝杆菌 RNA 合成的抗结核药物有（　　　）。

A. 左氧氟沙星　　　　　B. 利福平　　　　　　C. 利奈唑胺

D. 异烟肼　　　　　　　E. 利福布汀

（2）下列哪些属于二线抗结核治疗药物？（　　　）

A. 链霉素　　　　　　　B. 莫西沙星　　　　　C. 吡嗪酰胺

D. 丙硫异烟胺　　　　　E. 异烟肼

（3）与其他抗结核治疗药物无交叉耐药现象有（　　　）。

A. 利福平　　　　　　　B. 吡嗪酰胺　　　　　C. 左氧氟沙星

D. 阿米卡星　　　　　　E. 利奈唑胺

2. 填空题

（1）抗结核治疗药物中无肝毒性或肝毒性较低的药物有（　　　　　　），（　　　　　　），（　　　　　　），（　　　　　　）。

（2）抗结核治疗药物中易发生精神症状的药物有（　　　　），（　　　　），（　　　　），（　　　　）。

（3）抑制结核分枝杆菌分枝菌酸生物合成的主要抗结核药物有（　　　　），（　　　　），（　　　　），（　　　　）。

3. 简答题

（1）抗结核药物分类有哪些？

（2）使用氟喹诺酮类药物应注意哪些事项？

（3）利奈唑胺的不良反应有哪些？

（4）贝达喹啉的作用机制及适应证。

（聂理会　初乃惠　徐金田　唐神结）

第五章　肺结核的化学治疗

学习目的

1. 掌握肺结核化学治疗原则。
2. 掌握初治和复治肺结核的定义。
3. 掌握初治和复治肺结核的化疗方案。
4. 熟悉肺结核疗效与转归的评估。
5. 熟悉肺结核治疗监测。

　　结核病是由结核分枝杆菌引起的传染病,所以针对结核分枝杆菌,采用强有力的化学药物,规律全程地用药,杀灭结核分枝杆菌,消除传染性,同时给结核病变的修复创造条件。当使用化疗药物,痰菌不能转阴,或虽已阴转但病灶修复不充分,病灶内仍残留活菌将来复发可能性较大时,才使用外科疗法。因此,全身化学治疗是结核病治疗的最基本方法。

第一节　化 学 治 疗

一、化疗对象和原则

　　肺结核患者一经确诊,就要及时给予治疗。合理的化学治疗(简称"化疗")是消除传染性、阻断传播和治愈患者的关键措施。

　　(一)化疗对象

　　痰结核分枝杆菌阳性的肺结核患者是治疗的主要对象,痰菌阴性的活动性肺结核及肺外结核患者亦应予以治疗。具体包括:

　　1. 初治肺结核　①从未因结核病应用过抗结核药品治疗的患者;②正进行标准化疗方案规律用药而未满疗程的患者;③不规则化疗未满1个月的患者。

　　2. 复治肺结核　①因结核病不合理或不规律用抗结核药品治疗≥1个月的患者;②初治失败和复发患者。

　　(二)化疗原则

　　尽管化疗易受多种因素的干扰,针对不同病情所采取的治疗方案和治疗形式各异,但都必须遵循"早期、规律、全程、联合、适量"的化学治疗原则,以期达到杀灭结核分枝杆菌、促进病灶愈合、消除症状和防止复发的目的。因此,正确使用抗结核药物,制订合理的化疗方案和遵循化疗原则,是结核病化疗成功的关键。

二、化疗方案

1. 化疗方案的制订需参考以下情况 ①需要掌握既往治疗情况、治疗方案及实施情况。对于初治失败的患者需了解失败的原因。②了解是否伴发特殊情况(如并发症或伴发疾病)。

2. 化疗方案包括两个不同的治疗阶段

(1)强化治疗阶段:杀死繁殖期菌群,防止或减少继发耐药菌产生。根据患者的诊断情况,初治肺结核以 3~4 种药物联用 8 周,复治肺结核以 4~5 种药物联用 8 周。

(2)巩固治疗阶段:杀死残留病灶内少数代谢低下或半静止状态的结核分枝杆菌,防止复发。采用 2~3 种药物联用,继续杀灭残余菌群。

3. 各类型结核病化疗方案与选择 在以下方案中,药物名称前数字表示服药月数。

(1)初治活动性肺结核化疗方案:新涂阳和新涂阴肺结核患者可选用以下方案治疗。

1)2HRZE/4HR

强化期:异烟肼、利福平、吡嗪酰胺、乙胺丁醇,每日 1 次,共 2 个月,用药 60 次。

继续期:异烟肼、利福平,每日 1 次,共 4 个月,用药 120 次。

全疗程用药共计 180 次。

2)使用固定复合制剂(FDC):FDC 是按照一定剂量把不同药品组合在一起的复方制剂。FDC 的优点为服用方便、患者依从性高、用药剂量更为合理、避免单药应用造成耐药结核病等,故推荐使用 FDC 进行抗结核治疗。方案同上。

注:①如新涂阳肺结核患者治疗至 2 个月末痰菌检查仍为阳性,有条件的做快速药敏检测,耐药者按耐药方案进行治疗,敏感者则应延长 1 个月的强化期治疗,继续期化疗方案不变,第 3 个月末增加一次查痰;如第 5 个月末痰菌阴性,则方案为 3HRZE/4HR。在治疗至第 5 个月末或疗程结束时痰涂片仍阳性者,为初治失败。②如新涂阴肺结核患者治疗过程中任何一次痰菌检查阳性,均为初治失败。③所有初治失败患者均应进行重新登记,分类为"初治失败",用复治涂阳肺结核化疗方案治疗。④儿童慎用乙胺丁醇。⑤对初治失败的患者,如有条件可增加痰培养和药敏试验,根据药敏试验结果制订化疗方案。

(2)复治涂阳肺结核化疗方案

1)2HRZES/6HRE

强化期:异烟肼、利福平、吡嗪酰胺、乙胺丁醇、链霉素,每日 1 次,共 2 个月,用药 60 次。

继续期:异烟肼、利福平、乙胺丁醇,每日 1 次,共 6 个月,用药 180 次。

全疗程用药共计 240 次。

2)使用 FDC:方案同上。

注:①因故不能使用链霉素患者,延长 1 个月的强化期,即 3HRZE/6HRE。②如复治涂阳肺结核患者治疗至第 2 个月末痰菌仍阳性,有条件的做快速药敏检测,耐药者按耐药方案进行治疗,敏感者使用链霉素方案治疗患者则应延长 1 个月的复治强化期方案治疗,继续期治疗方案不变,即 3HRZES/6HRE;未使用链霉素方案的患者,则应再延长 1 个月的强化期,继续期治疗方案不变,即 4HRZE/6HRE,均应在第 3 个月末增加一次查痰;第 5 个月末或疗程结束时痰菌阳性为复治失败。③对复治肺结核患者,治疗前应尽可能做药敏试验,耐药结核病选择耐药结核病方案进行治疗。④治疗前病原学阴性,治疗后 2 月末由阴性变成菌阳,

应做快速药敏检测,敏感者按原方案进行治疗,耐药者按耐药方案进行治疗。

（3）结核性胸膜炎化疗方案:标准化治疗方案:2HREZ/7-10HRE。强化期使用 HREZ 方案治疗 2 个月,继续期使用 HRE 方案治疗 7~10 个月。

（4）耐多药结核病化疗方案:见第六章耐多药结核病的诊断和治疗。

第二节　治疗管理与监测

一、患者监测

患者在抗结核治疗期间应定期进行安全性及有效性监测,监测内容如下:

（一）治疗前检查

除痰涂片、培养及胸部影像学等检查外,已确诊活动性肺结核患者还需进行血常规、肝肾功能等检查。

（二）治疗期间及治疗结束时检查

1. 初治肺结核患者于 2 月末、5 月末、6 月末,复治涂阳肺结核患者于 2 月末、5 月末、8 月末,要进行痰涂片及痰培养随访检查,如果痰菌阳性,应进行药敏试验及菌种鉴定等进一步检查。

2. 治疗期间每月检查血常规和肝肾功能 1 次,必要时查尿常规、心电图等,观察不良反应,治疗强化期末及结束时应进行影像学检查,以帮助判定治疗结果。

二、疗效评价

肺结核的疗效评价包括细菌性和影像学两方面。

1. 细菌学阴转　是疗效评价重要指标。细菌学阴转是指连续 2 次痰培养阴性,且每次间隔至少 30 天。

2. 影像学评价　影像学评价是指治疗后病灶变化情况,可判读为:好转,不变,恶化。

（1）病灶:显吸:病灶吸收≥1/2 原病灶;吸收:病灶吸收 <1/2 原病灶;不变:病灶无明显变化;恶化:病灶扩大或播散。

（2）空洞:闭合:闭合或阻塞闭合;缩小:空洞缩小≥原空洞直径 1/2;不变:空洞缩小或增大 < 原空洞直径 1/2;增大:空洞增大 > 原空洞直径 1/2。

三、治疗转归的评估

所有病原学确诊和临床诊断结核病患者的治疗转归如下:

1. 治愈　病原学阳性肺结核患者完成规定的疗程,连续 2 次痰涂片或培养结果为阴性,其中 1 次是在治疗末。

2. 完成疗程　病原学阴性肺结核患者完成规定的疗程,疗程末痰涂片或培养阴性或未痰检者;病原学阳性肺结核患者完成规定的疗程,最近一次痰涂片或培养阴性,完成疗程时未查痰或无痰检结果。

3. 结核死亡　活动性肺结核患者因结核病变进展或并发咯血、自发性气胸、肺心病、全身衰竭或肺外结核等原因死亡。

4. 非结核死亡　结核病患者因结核病以外的原因死亡。

5. **失败**　病原学阳性肺结核患者治疗至第 5 个月末或疗程结束时痰涂片或培养仍然阳性者;病原学阴性肺结核患者治疗中转为涂片或培养阳性者,均为治疗失败。

6. **失访**　肺结核患者在治疗过程中治疗中断连续超过 2 个月或以上。

7. **其他**　去除以上 6 类之外的转归。

注:①细菌学阴转:连续两次痰培养阴性,且每次间隔至少 30 天;②细菌学复阳:在细菌学阴转后,患者连续两次痰培养阳性,且每次间隔至少 30 天。

培训要点

1. 肺结核化疗对象和化疗原则。
2. 肺结核化学治疗方案。
3. 肺结核化学治疗过程中监测项目。
4. 肺结核的疗效评价。
5. 肺结核治疗转归的评估。

课后练习题

1. 选择题

(1) 初治肺结核指(　　)。

A. 从未用过抗结核药品治疗的患者　　B. 标准化疗而未满疗程的患者

C. 不规则化疗 <1 个月的患者　　D. 不规则化疗 ≥1 个月的患者

E. 采用诺氟沙星≥1 个月的患者

(2) 抗结核治疗前应检查(　　)。

A. 痰抗酸杆菌染色涂片　　B. 痰分杆菌培养及菌种鉴定

C. 肝功能及心电图　　D. 胸部影像学检查

E. 心脏超声波检查

(3) 下面哪几种情况属于肺结核治愈?(　　)

A. 所有完成疗程患者

B. 病原学阳性肺结核患者完成规定的疗程,连续 2 次痰涂片或培养结果为阴性,其中 1 次是在治疗末

C. 转诊到其他结防机构患者

D. 临床诊断肺结核并在治疗结束前痰涂片阴性者

E. 菌阳肺结核经治疗后病灶吸收患者

2. 填空题

（1）化学治疗原则：早期、规律、（　　　　）、联合、（　　　　）。

（2）强化治疗阶段：杀死繁殖期菌群，防止或减少继发（　　　　）产生。

（3）巩固治疗阶段：杀死残留病灶内少数代谢低下或半静止状态的结核分枝杆菌，防止（　　　　）。

3. 名词解释

（1）复治肺结核。

（2）细菌学阴转。

4. 简答题

（1）简述肺结核治疗原则。

（2）简述化疗方案的制订需参考因素。

（3）简述结核病治疗转归。

（马丽萍　谭守勇　唐神结）

第六章　耐多药结核病的诊断和治疗

耐多药结核病（multidrug resistant-tuberculosis，MDR-TB）是指结核病患者感染的结核分枝杆菌经体外药物敏感性试验（drug susceptibility testing，DST）证实至少同时对异烟肼和利福平耐药的结核病。据 WHO 的估算，2016 年全球新发耐多药结核病患者 48 万例。据估算我国每年新发 MDR-TB 病例 5.8 万，居全球第二位。MDR-TB 的产生和流行严重威胁着人民健康安全，影响了全球结核病的控制策略。而且，MDR-TB 诊断周期长、疗程长、费用高、治愈率低。因此，科学、规范地制订 MDR-TB 诊断和治疗方案并很好地实施显得尤为重要。

第一节　耐多药结核病的诊断

一、患者发现

对于病原学阳性结核病患者，尤其是耐多药结核病高危人群应进行耐多药结核病相关筛查，以确诊是否为耐多药结核病。筛查的方法是对培养阳性患者的培养物进行菌种鉴定和结核分枝杆菌药物敏感性试验。耐多药结核病高危人群包括：①慢性排菌/复治失败肺结核病患者；②涂阳耐多药肺结核病患者密切接触者；③初治失败肺结核病患者；④复发与返回的肺结核病患者；⑤治疗 2 月末仍阳性的初治涂阳肺结核病患者。

二、实验室诊断

高质量的结核病实验室检查是耐多药肺结核病患者诊断、化疗方案制订和疗效判定的重要依据。目前我国开展耐多药结核病检测技术主要包括传统的表型诊断方法和现代的分子诊断方法。

（一）表型诊断方法

1. 固体培养法　在我国广泛使用的是改良罗氏培养基的绝对浓度法、比例法，是耐多药结核病诊断的金标准。其优点是成本低廉、容易进行实验室质量控制，但约需 3 个月才能出结果，无法满足耐多药结核病快速诊断的需要。

2. 液体培养法　液体培养法的优点是可以 2~3 周内报告培养和药敏试验结果，但污染率高。

（二）分子诊断方法

1. 线性探针技术　线性探针技术（line probe assay，LPA）是将 PCR 扩增、反向杂交、膜显色技术合为一体，通过引物扩增目的片段，扩增产物与膜上固定的特异性探针杂交，杂交物通过酶显色反应判断结果。线性探针技术可同时检测 INH 和 RFP 耐药基因的突变，用于耐多药结核病（multidrug resistance-tuberculosis，MDR-TB），其优点为，所需时间短仅 24~48 小时，可直接检测涂片阳性痰标本，方法较为简单。

2. 结核分枝杆菌 / 利福平耐药实时荧光定量核酸扩增检测技术　结核分枝杆菌 / 利福平耐药实时荧光定量核酸扩增检测技术（Xpert MTB/RIF 技术）是一种半巢式实时荧光 PCR 体外诊断技术，可对结核分枝杆菌 DNA 以及利福平耐药突变基因进行检测，用于诊断结核病和利福平耐药结核病。全过程仅需约 2 小时，操作简单。由于整个过程在封闭的腔室内自动化完成，无生物安全要求。

三、诊断依据

1. 临床表现　多数患者可反复出现咳嗽，咳痰，部分患者可伴咯血、胸痛、呼吸困难等呼吸道症状及低热、盗汗、消瘦等全身中毒症状。少部分患者可无症状。

2. 体征　可出现呼吸频率增快、呼吸音减低或粗糙、肺部啰音等。轻者也可无体征。

3. 影像学检查　显示活动性肺结核病变特征。

4. 实验室检查　有质量保证的表型或分子诊断方法证实，结核分枝杆菌至少同时对异烟肼和利福平耐药。

第二节　耐多药结核病鉴别诊断

在耐多药肺结核病诊断过程中常需鉴别的疾病有非结核分枝杆菌（nontuberculous mycobacterium，NTM）肺病，尤其伴有结构性肺病或 HIV 时更应高度警惕。典型的 NTM 肺病与肺结核病有相似的临床和影像学表现，鉴别困难，但 NTM 肺病比肺结核病进展更为缓慢。NTM 肺病相对特征性影像学表现多为分布在右中叶、左舌叶为多的支气管扩张和小叶中心结节，支气管扩张和结节影共存。肺内有时也可见坏死和空洞形成，常为多发性或多房性，累及两肺，位于胸膜下，以薄壁为主，洞内坏死层较厚且较稀软，与肺结核空洞有所不同，但出现空洞时痰涂片及培养的阳性率增加，在无菌种鉴定结果的情况下，常被误诊为结核病。最终区分两者必须进行菌种鉴定。另外，对无 DST 结果的结核病，还需结合临床表现、影像学表现排除并存其他疾病（肺部感染、支气管扩张、肺部肿瘤等）。

第三节 耐多药结核病的治疗

化学治疗仍然是耐多药结核病的主要治疗手段。规范地制订化疗方案是保障治疗成功的重要措施。

一、实施化学治疗的方式

1. 标准化治疗 依据国家或本地区耐药结核病监测资料、针对不同耐药类型群体组织专家设计统一的耐多药结核病化学治疗方案进行治疗。

2. 个体化治疗 依据结核病患者临床分离菌株的 DST 结果、既往用药史、耐多药结核病接触史和患者的依从性进行综合考虑后实施的治疗方法。必须要有高水平的实验室提供可靠的 DST 结果,同时需要有经验丰富的专科医生判断患者既往用药情况及疗效,制订合理的治疗方案。

3. 经验性治疗 指高度怀疑但未确诊为耐多药结核病之前,依据当地具有代表性的耐药结核病检测资料、患者既往用药史、耐药结核病接触史及对药物的耐受性,结合临床经验而实施的治疗方法。原则上不推荐经验性耐多药结核病化学治疗,即便需要,也应该在专家组的指导下进行。一旦获得可靠的 DST 结果后,应结合患者的临床病史和对药物的耐受性,及时对原方案进行调整,给予标准化或个体化的治疗方案。

二、治疗方案设计的基本原则

耐多药结核病化学治疗方案的设计应由耐多药结核病定点医院专家组集体讨论决定,并遵循以下原则。

1. 对有耐药风险的所有患者在治疗前进行 DST 检测,有条件采用快速分子药敏检测。

2. 根据患者的用药史(尤其询问氨基糖苷类和氟喹诺酮类药物的治疗史)、所在地区耐药 MTB 菌株的流行情况、DST 结果筛选出可供选用的药物设计化学治疗方案。

3. 药敏试验结果出来前应根据国家有关规范、按照患者的结核病类型给予相应的经验性治疗,待药敏试验结果出来后再据情调整用药。

4. 具有完全交叉耐药性的药物,当其中任何一种药物出现耐药时,不能再选用同组中的另一种药物,例如,乙硫异烟胺和丙硫异烟胺、环丝氨酸和特立齐酮以及利福霉素类药物。

5. 原则上采用全程每日用药法和顿服法,有条件的地方实施全程督导下化学治疗管理。吡嗪酰胺、乙胺丁醇、氟喹诺酮类药物尽可能每天一次顿服,因为,高的血清峰浓度可能达到更好的疗效。其他二线抗结核药物根据患者的耐受性也可以每日一次用药,为了减少不良反应,习惯上还是将乙硫异烟胺/丙硫异烟胺、环丝氨酸和对氨基水杨酸分次服用。注射类抗结核药物应每天一次给药,若出现药物不良反应或患者不能耐受时可以采用每周 3 次的间歇治疗。

6. 药物的剂量应根据患者的体重而定。

7. 需对所有纳入 MDR-TB 治疗的患者积极开展抗结核药物安全性监测和管理(active TB drug safety monitoring and management, aDSM)。

三、长程 MDR-TB 治疗方案

长程 MDR-TB 治疗方案是指至少由 5 种有效抗结核药物组成的 18~20 个月的治疗方案，可为标准化或个体化。

1. 长程 MDR-TB 治疗方案的药物　WHO 在《关于耐多药和利福平耐药结核病治疗重大变化》中根据有效性与安全性的最新证据，将长程 MDR-TB 方案中使用的抗结核药物按先后顺序重新划分为 3 组：A 组：首选药物，包括左氧氟沙星或莫西沙星、贝达喹啉和利奈唑胺。B 组：次选药物，包括氯法齐明、环丝氨酸 / 特立齐酮。C 组：A 组和 B 组药物不能组成有效治疗方案时可添加的药物，包括：乙胺丁醇、德拉马尼、吡嗪酰胺、亚胺培南 / 西司他丁、美罗培南、阿米卡星（链霉素）、乙硫异烟胺或丙硫异烟胺、对氨基水杨酸。见表 6-1。

表 6-1　长程 MDR-TB 治疗方案推荐使用的药物分组

组别	药物	缩写
A 组： 应包含所有 3 种药物 （除非不能使用）	左氧氟沙星或 莫西沙星	Lfx Mfx
	贝达喹啉 [a,b]	Bdq
	利奈唑胺 [c]	Lzd
B 组： 同时添加 2 种药物 （除非不能使用）	氯法齐明	Cfz
	环丝氨酸或 特立齐酮	Cs Trd
C 组： 当 A 组和 B 组药物不能使用时添加本组药物以组成有效治疗方案	乙胺丁醇	E
	德拉马尼 [b,d]	Dlm
	吡嗪酰胺 [e]	Z
	亚胺培南—西司他丁或 美罗培南	Ipm-Cln Mpm
	阿米卡星 （或链霉素）	Am （S）
	乙硫异烟胺或 丙硫异烟胺	Eto Pto
	对氨基水杨酸	PAS

注：[a] Bdq 使用超过 6 个月的安全性和有效性证据不足；在个别患者中延长 Bdq 的使用时间需要遵循"WHO 关于 Bdq 和 Dlm 治疗 MDR-TB 超说明书用药最佳实践的声明"；[b] 同时使用 Bdq 和 Dlm 的证据不足，因此，没有对此进行评估；[c] Lzd 的最佳疗程尚未确定，使用至少 6 个月的疗效好，但毒性及不良反应可能会限制其使用；[d] 在对临床试验 213 的单个病例数据进行分析后，将会重新评估 Dlm 的地位。这些数据在 2018 年 7 月的证据评估中并未使用。Dlm 使用超过 6 个月的安全性和有效性证据不足；个别患者延长 Dlm 使用需要遵循"WHO 关于 Bdq 和 Dlm 治疗 MDR-TB 超说明书用药最佳实践的声明"；[e] 只有 DST 结果证实敏感时，Z 才能作为一种有效药物。

2. 长程 MDR-TB 治疗方案选药原则

（1）应根据药物的有效性和安全性、药物敏感性试验（drug susceptibility testing，DST）结果、DST 方法的可靠性、群体耐药性水平、患者既往用药史、药物耐受性及潜在的药物间相互

作用等来选用药物。

（2）选药顺序为：应首先选用所有的A组3种药物，接着选用B组2种药物，若A和B组中的药物不能使用时可以选用C组药物以组成有效的治疗方案。

（3）口服药物优先于注射剂。

（4）在使用碳青霉烯类需要添加克拉维酸，此时可以用阿莫西林-克拉维酸，但其不能单独算作一种药物，也不能单独使用。

（5）只有DST结果证实敏感时，才能考虑使用Am和S，同时应进行严格的听力监测。只有不能使用Am且DST结果证实敏感时，才考虑使用S（由于二代分子线性探针不能检测S耐药，因此需要进行表型DST）。可考虑使用卷曲霉素替代Am。

四、短程MDR-TB治疗方案

短程MDR-TB治疗方案是指疗程为9~12个月的MDR/RR-TB治疗方案，这种方案大部分是标准化方案，其药物组成和疗程可因背景及证据不同而异。通常的方案组成如下：4~6Am（Cm）-Mfx（Lfx）-Pto（Eto）-Cfz-Z-H$^{high-dose}$-E/5Mfx（Lfx）-Cfz-Z-E。方案注解：总疗程9~12个月。强化期4个月（若痰抗酸杆菌涂片不能阴转，可延长至6个月）；药物包括：阿米卡星（Am）、莫西沙星（Mfx）、丙硫异烟胺（Pto）、氯法齐明（Cfz）、吡嗪酰胺（Z）、高剂量异烟肼（H$^{high-dose}$）（16~20mg·kg^{-1}·d^{-1}）和乙胺丁醇（E）；巩固期5个月，药物包括：Mfx、Cfz、Z和E。可以用卷曲霉素（Cm）替代Am，高剂量Lfx（750~1000mg/d）替代Mfx。未接受或接受二线抗结核药物治疗不足1个月的新诊断MDR-TB适合于短程治疗方案。存在以下情况之一者，不能使用短程治疗方案：①对MDR-TB短程方案中任何一种药物耐药或可疑无效（异烟肼耐药除外）；②使用过方案中一种或多种二线药物超过1个月（除非已经证实对这些二线药物敏感）；③对短程MDR-TB方案中的任何药物不能耐受或存在药物毒性风险（如药物间的相互作用）；④妊娠；⑤血行播散性结核病、脑膜或中枢神经系统结核病，或合并HIV的肺外结核病。

对于利福平耐药结核病（rifampicin-resistant tuberculosis，RR-TB），推荐使用上述长程和短程MDR-TB治疗方案。

第四节　耐多药结核病治疗管理

耐多药结核病的治疗药物多、疗程长、易出现不良反应，导致其治疗管理难度较大。为患者提供全程规范的治疗管理是保证耐多药结核病患者治疗成功的关键环节。

一、原则

1. 确诊并纳入治疗的耐多药结核病患者均为治疗管理对象。

2. 对耐多药结核病患者采取住院与门诊治疗相结合的管理方式。

3. 对耐多药结核病患者采取医务人员或经培训的督导员直接面视下服药（DOT）、手机App或电子药盒等多种形式的全程督导服药。

4. 要保证高质量二线抗结核药物的不间断供应。

5. 加强健康促进和与患者沟通，保障患者治疗依从性。

6. 在患者的治疗管理过程中，需要所有参与治疗管理的机构密切配合，各负其责。

二、住院治疗管理

耐多药结核病患者病情复杂,治疗方案制订难度较大,治疗所需药品种类多,不良反应发生率较高,为便于了解患者治疗初期病情变化、确定合理有效的治疗方案、早期发现并及时处理不良反应,建议耐多药结核病患者治疗初期采取住院治疗。

1. 住院时间一般为 1~2 个月,可根据患者具体情况进行适当调整,但不少于 2 周。

2. 患者住院期的治疗和管理由定点医院负责,主管医生应定期向专家小组汇报患者治疗管理情况,如需更改治疗方案需要专家小组集体讨论决定。

3. 住院期间主管医生或护士负责患者直接面试下督导服药,按治疗监测要求对患者进行痰涂片、痰培养、肝功能及肾功能等检查。

4. 住院期间要密切监测不良反应的发生情况,早期发现、及时诊治。

5. 住院期间需加强健康教育,密切关注患者心理健康状态,对患者进行关于耐多药肺结核治疗、注意事项、不良反应早期发现等知识的宣传教育。

三、出院后门诊/居家治疗的管理

医生在患者结束门诊或出院时应当告知患者按要求定期进行复查。基层医疗卫生机构应当对辖区内患者进行定期随访,并督促患者及时复查。对于未按时到定点医疗机构复查、中断治疗的患者,定点医疗机构要及时报告给疾病预防控制机构,由疾病预防控制机构组织基层医疗卫生机构对患者进行追踪。

四、不良反应监测

基层医疗卫生机构应当及时监测居家治疗患者的药物不良反应发生情况。出现不良反应、并发症,或因不良反应引起的未按医嘱服药,立即通知上级机构,并告知患者到当地定点医疗机构就诊,2 周内进行随访。

第五节　耐多药结核病的治疗监测与评估

一、治疗监测

为保证患者的治疗依从性、评价疗效和及时发现处理药物不良反应,对纳入治疗的耐多药肺结核患者均需进行治疗监测。监测项目包括:痰抗酸菌涂片、结核分枝杆菌培养、血常规、肝肾功能、血电解质、尿常规、影像学检查、体重等。必要时监测促甲状腺激素(TSH)、听力、视野和色觉和心电图等。

二、治疗转归

以实验室痰涂片和结核分枝杆菌培养作为耐多药肺结核患者治疗转归判定的主要手段。

1. 治愈　患者完成疗程且无治疗失败的证据,且在强化期结束后连续 3 次或以上痰培养阴性,每次间隔至少 30 天。

2. 完成治疗　患者完成疗程且无治疗失败的证据,且在强化期结束后没有证据显示连续 3 次或以上痰培养阴性,每次间隔至少 30 天。

3. 失败　患者由于以下原因需要终止治疗或永久性更改方案(更换两种以上药物),包括强化期结束时痰菌不能阴转、痰菌阴转后在继续期痰菌又复阳、发现氟喹诺酮类及注射类药物耐药的证据以及出现药物不良反应。

4. 死亡　患者在治疗过程中由于任何原因所致的死亡。

5. 丢失　患者未治疗或由于任何原因治疗中断连续 2 个月或以上。

6. 不能评价　包括患者转诊到其他医疗机构或不知其治疗转归。

7. 治疗成功　包括治愈和完成治疗。

其中,治疗转归的有关术语说明如下:

细菌学阴转:连续两次痰培养结核分枝杆菌阴性,且每次间隔至少 30 天。

细菌学复发:在细菌学阴转后,患者连续两次痰培养结核分枝杆菌阳性,每次间隔至少 30 天。

培训要点

1. 开展耐多药结核病筛查目标人群。
2. 耐多药快速诊断重要性。
3. 耐多药结核病长程治疗。
4. 耐多药结核病短程治疗。
5. 耐多药结核病治疗管理。
6. 耐多药结核病的治疗监测。

课后练习题

1. 选择题

(1) 耐多药结核病治疗方案设计的基本原则(　　　)。

A. 利福平耐药,可以选用利福布汀

B. 仅根据患者的用药史、DST 结果筛选出可供选用的药物设计化学治疗方案

C. 在强化期应用包含至少 4 种有效抗结核药物的方案

D. 吡嗪酰胺属于核心二线抗结核药物,应包括在治疗方案中

E. 药物的剂量应根据患者的体重而定

(2) 在耐多药结核病长程治疗方案的药物中,下列哪些属于 A 组药物?(　　　)

A. 贝达喹啉　　　　　B. 丙硫异烟胺　　　　　C. 利奈唑胺

D. 阿米卡星　　　　　E. 左氧氟沙星

(3) 在耐多药结核病长程治疗方案的药物中,下列哪些是 B 组药物?(　　　)

A. 氯法齐明　　　　　　B. 丙硫异烟胺　　　　　C. 利奈唑胺
D. 阿米卡星　　　　　　E. 环丝氨酸

2. 填空题

（1）Gene Xpert RIF/MTB 是一个集痰标本处理、DNA 提取与扩增、耐（　　　）基因 rpoB 突变检测技术。

（2）对耐多药肺结核患者采取（　　　）与（　　　）治疗相结合的管理方式。

（3）建议耐多药肺结核患者治疗初期住院治疗（　　　）月左右。

3. 名词解释

（1）耐多药结核病。

（2）耐多药结核病短程治疗。

（3）耐多药结核病治疗失败。

4. 简答题

（1）耐多药结核病高危人群包括哪些?

（2）耐多药结核病诊断方法包括哪些?

（3）耐多药结核病长程治疗方案的药物分为哪几组,各包括哪些药物?

（4）耐多药结核病长程治疗方案的选药原则是什么?

（5）哪些情况不能使用耐多药结核病短程治疗方案?

（6）耐多药结核病治疗监测包括哪些?

（袁保东　刘宇红　谭守勇　唐神结）

第七章　抗结核治疗不良反应的处理

学习目的

1. 充分认识合理处理抗结核治疗不良反应的意义。
2. 掌握各种抗结核治疗不良反应的临床表现。
3. 掌握抗结核治疗不良反应的处理原则。

早期、正确地处理药物不良反应是提高患者依从性、取得治疗成功的关键。医务人员在患者服用抗结核药物之前，应该以通俗语言向其宣传教育抗结核药物可能引起的药物不良反应及临床表现，以便患者自我监测，服药后一旦出现不适症状及时就诊。医务人员也应该熟练掌握药物不良反应的处理原则及程序，制订抗结核药物治疗方案时充分考虑可能出现的不良反应，结合患者的身体条件，设计合理的治疗方案，在治疗过程中主动监测不良反应，一旦患者出现药物不良反应，及时给予正确的处理，尽可能减少药物不良反应对患者身心造成的损害。

第一节　胃肠道反应

引起胃肠道不良反应的主要药物为对氨基水杨酸、乙硫异烟胺/丙硫异烟胺、吡嗪酰胺、利福平和氟喹诺酮类药物。

1. 临床表现

（1）恶心、呕吐：多发生在治疗初期，严重程度不一，轻者多数可在几周后减轻或完全消失，严重者可反复呕吐，不能进食，可伴有胃痛甚至呕血，电解质紊乱。

（2）腹泻：多数较轻，表现为稀便，常伴腹胀，持续时间可较长，可以逐渐好转，严重者少见。在使用氟喹诺酮类药物时个别发生菌群失调。

2. 处理原则

（1）当怀疑症状是由于乙硫异烟胺/丙硫异烟胺或对氨基水杨酸引起时，可减少剂量，观察低剂量能否耐受。如症状明显好转或消失，可在2周内逐渐增加至可耐受的剂量；为减少刺激，每天的剂量可分几次服用，并与其他药物分开；建议饭后服药。

（2）对症处理：可根据病情适当给予止吐或抗酸剂，抗酸剂应在服用抗结核药物前2小时或后3小时使用，以免影响抗结核药的吸收。

（3）如症状严重或持续加重或疑有胃炎、溃疡或出血发生时，应立即停用相关药物，了解电解质及有无呕血、便血情况，必要时需住院诊治。

（4）如果怀疑腹泻由菌群失调所引起，可选用乳酸菌、地衣芽胞杆菌等制剂以减轻症状，但应在服用氟喹诺酮类药物 2 小时后应用。是否继续用氟喹诺酮类药物，取决于反应的严重度和该药在治疗中是否有其他药可替换。

第二节　电解质紊乱

电解质广泛分布在细胞内外，参与体内许多重要的功能和代谢活动，对正常生命活动的维持起着非常重要的作用。体内电解质的动态平衡是通过神经、体液的调节实现的。人体内包含钾、钠、氯、钙、镁等电解质，人们通过食物获得。血液和尿液等体液中都含有这些矿物质。身体需要一定数量的矿物质和盐（也称为电解质）。然而，有时会因为某些特殊原因导致电解质增加或减少，这种情况就被称为电解质紊乱。电解质代谢紊乱可使全身各器官系统特别是心血管系统、神经系统的生理功能和机体的物质代谢发生相应的障碍，严重时常可导致死亡。引起电解质紊乱的主要药物有：卷曲霉素和阿米卡星。当然，上述引起胃肠道反应的抗结核药物也可引起电解质紊乱。

一、临床表现

临床上常见的电解质紊乱类型及临床表现如下。

（一）钠代谢紊乱

1. **低钠血症**　血清钠浓度降低，小于 135mmol/L 称为低钠血症。低血钠可见于摄入少（少见）、丢失多、水绝对或相对增多。轻度低钠血症（血清钠浓度 120~135mmol/L）可以出现味觉减退、肌肉酸痛；中度低钠血症（血清钠浓度 115~120mmol/L）有头痛、个性改变、恶心、呕吐等；重度低钠血症（血清钠浓度 <115mmol/L）可出现昏迷、生理反射消失。

2. **高钠血症**　血清钠浓度升高，大于 145mmol/L 称为高钠血症。主要见于水的摄入减少（如下丘脑损害引起的原发性高钠血症）、排水过多（尿崩症）、钠潴留（原发性醛固酮增多症、Cushing 综合征）。高钠血症临床表现不典型，可以出现乏力。唇舌干燥，皮肤失去弹性，烦躁不安，甚至躁狂、幻觉、谵妄和昏迷。高钠血症引起的脑萎缩，可继发脑出血，蛛网膜下腔出血，甚至死亡。

（二）钾代谢紊乱

1. **低钾血症**　血清钾低于 3.5mmol/L，称为低钾血症。临床常见原因有：

（1）钾摄入不足：比如长期进食不足（如慢性消耗性疾病）或者禁食者（如术后较长时间禁食）。

（2）钾丢失或排出增多：常见于严重腹泻、呕吐、胃肠减压和肠瘘者；肾上腺皮质激素有促进钾排泄及钠潴留作用，当长期应用肾上腺皮质激素时；心力衰竭，肝硬化患者，在长期使用利尿剂时，因大量排尿增加钾的丢失；均能引起低血钾。

（3）细胞外钾进入细胞内：如静脉输入过多葡萄糖，尤其是加用胰岛素时，促进葡萄糖的利用，进而合成糖原，都有 K^+ 进入细胞内，很易造成低血钾；代谢性碱中毒或输入过多碱性药物，形成急性碱血症，H^+ 从细胞内进入细胞外，细胞外 K^+ 进入细胞内，造成低血钾症。此外，血浆稀释也可形成低钾血症。

低钾血症临床表现：

（1）消化道症状：食欲减退、腹胀、口渴、恶心、呕吐。

（2）心血管系统表现：胸闷、心悸、心肌受累严重时可导致心力衰竭，心电图初期表现 T 波低平或消失，并出现 U 波，严重时出现室性心动过速、室性纤颤或猝死。

（3）神经肌肉症状：为低血钾最突出症状，重要表现为四肢肌力减退，软弱无力，出现弛缓性瘫痪及周期性瘫痪。

（4）精神症状：早期表现为易疲劳、情感淡漠、记忆力减退、抑郁状态，也可出现木僵。严重时出现意识障碍，嗜睡、谵妄直至昏迷。

2. 高钾血症　血清钾高于 5.5mmol/L，称为高血钾症。临床常见原因有：

（1）钾输入过多，多见于钾溶液输入速度过快或量过大，特别是有肾功能不全、尿量减少，又输入钾溶液时易于引起高血钾。

（2）钾排泄障碍：各种原因引起的少尿或无尿，如急性肾功能衰竭。

（3）细胞内的钾向细胞外转移，如大面积烧伤，组织细胞大量破坏，细胞内钾大量释放到人血液中；代谢性酸中毒，血浆氢离子往细胞内转移，细胞内钾向细胞外转移，与此同时，肾小管上皮细胞泌 H^+ 增加，而泌 K^+ 减少，使钾潴留于体内。

高血钾症临床表现：①心血管系统表现心动过缓，房室传导阻滞甚至窦性停搏。心电图表现 T 波高尖，严重时 PR 间期延长，P 波消失、QRS 波增宽，最终心脏停搏，早期血压轻度升高，后期血压降低，心律失常等。②神经肌肉症状：早期表现肌肉疼痛、无力，以四肢末端明显严重时可出现呼吸肌麻痹。③精神症状：早期表现为表情淡漠、对外界反应迟钝，也可出现兴奋状态、情绪不稳、躁动不安等，严重时出现意识障碍、嗜睡、昏迷等。

（三）钙代谢紊乱

血钙的浓度除受磷的影响外，与血浆蛋白的浓度、维生素 D、甲状旁腺激素等也有关。钙主要参与成骨作用，以及调节神经肌肉的兴奋性，它可使神经兴奋阈上升及神经传导速度减慢。血清钙浓度正常值为 2.25~2.75mmol/L，低于 2.25mmol/L 即为低钙血症，高于 2.75mmol/L 即高钙血症。

高钙血症临床表现为：反应迟钝、对外界不关心、情感淡漠和记忆障碍；也可有幻觉、妄想、抑郁等症状；严重者可有嗜睡、昏迷等意识障碍。低钙血症临床表现：常见神经精神症状手足抽搐、癫痫样发作、感觉异常、肌张力增高、腱反射亢进、肌肉压痛、意识障碍等，还可以出现支气管痉挛、喉痉挛和呼吸衰竭。

（四）镁离子代谢异常

镁离子是机体内主要元素之一，它与神经间隙及交感神经节等部位的乙酰胆碱分泌有关，对神经、肌肉有抑制、镇静作用，镁离子缺乏时出现神经肌肉兴奋性异常。正常浓度为 0.75~1.25mmol/L。其调节主要由肾脏完成，肾脏排镁和排钾相仿，即虽有血清镁浓度降低，肾脏排镁并不停止。在许多疾病中，常可出现镁代谢异常。血清镁 <0.75mmol/L 时即称为低镁血症。而血清镁浓度 >1.25mmol/L 即高镁血症。低血镁症一般由于镁的摄入不足、肾小管的再吸收障碍，内分泌障碍，长期禁食、吸收不良、慢性酒精中毒、胰腺炎、甲状旁腺功能减退、醛固酮增多症、糖尿病性昏迷、长期使用利尿剂、血紫质病等。低血镁症常伴有高血钙。高血镁症常发生于肾功能不全时、糖尿病酸中毒治疗前、黏液水肿等。

低血镁症临床表现：眩晕、肌肉无力、震颤、痉挛、听觉过敏、眼球震颤、运动失调、手足徐动、昏迷等各种症状、也可见易激惹、抑郁或兴奋、幻觉、定向力障碍、健忘—谵妄综合征。

高血镁症临床表现：神经症状主要为抑制作用，是中枢或末梢神经受抑制，出现瘫痪及呼吸麻痹。四肢腱反射迟钝或消失常为早期高血镁症的重要指征。

二、处理原则

（一）寻找抗结核治疗过程中出现的水、电解质紊乱原因

长期进食差、导致水、电解质摄入减少；服药后导致恶心呕吐、腹泻等导致水、电解质丢失增加。合并其他疾病时导致电解质紊乱，如心、肾功能不全时长期应用利尿剂者、纠正糖尿病酮症酸中毒时，可能出现低钾、低钠血症。应用卷曲霉素时可引起顽固性低钾、低钠、低镁血症及代谢性碱中毒。需要提起注意的是卷曲霉素导致的电解质紊乱与进食差及肠道丢失无关，患者往往是正常饮食下出现电解质紊乱，因此在使用卷曲霉素时需要主动监测电解质。

（二）电解质紊乱的发现和处理

1. 电解质紊乱诊断并不困难，通过血液化验检查，发现电解质出现异常即可诊断。对于高危人群，应该进行主动监测，定期检查，以期早期发现电解质紊乱，避免给患者带来进一步的损害，尤其是耐多药结核病治疗方案中含有氟喹诺酮，一旦出现低钾血症，可能会引起QT间期延长，导致心律失常。

2. 一旦发现电解质紊乱，应该及时去除病因，如应用卷曲霉素后出现电解质紊乱，需要停用卷曲霉素的治疗。根据患者的临床表现，给予适当的干预措施。对于进食差者，鼓励患者尽快恢复正常饮食，保证有充足的电解质摄入，对于严重电解质紊乱者，需要静脉补充电解质，以利尽快恢复生理功能。

第三节　肝脏毒性

在结核病抗结核治疗过程中可能会出现各种不同程度的药物不良反应，其中以抗结核药所致药物性肝损伤（drug-induced liver injury，DILI）多见，危害性大，也是我国DILI的常见类型之一，轻者表现为一过性转氨酶升高，重者可致肝衰竭，甚至危及生命，部分患者因此不得不中止抗结核治疗，从而影响结核病的治疗效果。临床常见引起肝功能损害的药物有异烟肼、利福平、吡嗪酰胺、丙硫异烟胺、对氨基水杨酸钠、利福布汀、利福喷丁等。用药前肝脏有病理损害者，如患有病毒性肝炎、酒精中毒性肝炎和营养不良等患者，抗结核治疗后更易发生肝损害应严密监测肝功能。

一、临床表现

抗结核药所致DILI的临床表现各异且无特异性，可以为无症状性肝酶增高，也可以有肝炎样表现甚至肝衰竭，多发生在用药后1周至3个月内，分别在1~2周和2个月左右出现高峰期，其表现形式有以下几种。

（一）肝适应性反应

患者在接触某些抗结核药物后触发了肝适应性应答反应，部分抗氧化、抗感染、抗凋亡的调控基因或细胞通路被激活，肝细胞增殖并出现保护性适应反应，出现一过性转氨酶升高，肝脏生化指标轻度异常，ALT为2~3倍ULN，无临床症状。

（二）急性肝炎或肝细胞损伤

患者的肝细胞损伤进一步加重，并出现急性肝炎的临床表现，轻者表现为上腹部不适、恶心和厌食等消化道症状，重者除消化道症状（如腹胀、肝区疼痛、食欲不振和呕吐）外还伴有全身症状，如发热、乏力等，如有胆红素增高，则表现为皮肤、巩膜黄染，尿色加深等。可出

现肝区压痛、肝脏增大等体征。实验室检查 ALT 增高 2 倍以上,可有胆红素增高。

(三)急性胆汁淤积表现

轻者主要有腹胀、食欲不振和恶心等症状,重者的临床表现和实验室检查与肝内淤胆及肝外胆道阻塞的表现相似,主要有发热、黄疸、上腹部疼痛、皮肤瘙痒、尿色深黄,甚至出现脂肪泻。可出现右上腹压痛及肝脾肿大等体征。血清 ALT 轻度增高,结合胆红素明显增高。

(四)超敏反应性肝损伤

部分抗结核药物可引发机体的超敏反应,继而出现肝损伤,患者除有肝损伤的临床表现外,还可出现发热、乏力、肌肉疼痛、皮疹、浅表淋巴结肿大、肝脾大、关节炎和心肌炎等过敏症状,严重者合并有溶血性贫血、剥脱性皮炎和急性肾功能衰竭等,实验室检查通常可发现嗜酸性粒细胞增多,并可检测到抗药物抗体。

(五)急性和亚急性肝功能衰竭

患者的病情进展迅速,且与使用抗结核药物的数量和剂量无关,尤其是用药前已有肝损伤或过敏者,再次用药时易出现肝功能衰竭,因多器官受累,病死率较高。主要表现为:①黄疸:皮肤和黏膜深度黄染,尿色深黄,并进行性加重。②腹水:患者的白蛋白持续下降,出现低蛋白血症,继而出现腹水。③出血:凝血功能障碍,可出现黏膜、皮下和消化道出血,重者可合并颅内出血和弥散性血管内凝血,实验室检查发现凝血酶原时间延长、血小板减少和凝血因子降低,其中凝血酶原时间可作为监测肝功能变化的指标。④肝性脑病:早期表现为性格改变,如情绪激动、谵妄和嗜睡等,以后可出现扑翼样震颤、阵发性抽搐,继而进入昏迷;神经系统检查可发现病理反射阳性。⑤肾功能不全:患者的血清肌酐水平持续升高,出现少尿或无尿。

二、处理原则

(一)一般原则

1. 治疗前应综合评估患者的结核病病情、肝损伤程度、相关危险因素及全身状况等。

2. 仅 ALT<3 倍 ULN,无明显症状,无黄疸,可在密切观察下保肝治疗,并酌情停用肝损伤发生频率高的抗结核药物。

3. ALT≥3 倍 ULN,或总胆红素≥2ULN,应停用有关抗结核药物,保肝治疗,密切观察。

4. ALT≥5 倍 ULN,或 ALT≥3 倍 ULN 伴有黄疸、恶心、呕吐、乏力等症状,或总胆红素≥3 倍 ULN,应立即停用所有抗结核药物,积极保肝治疗,严重肝损伤患者应住院采取综合治疗措施,有肝功能衰竭表现时应积极采取抢救措施。

(二)抗结核药所致 DILI 的预防

抗结核药所致 DILI 是影响抗结核治疗成败的重要因素之一,有效的预防可减少 DILI 的发生。

1. 抗结核治疗前应详细询问既往用药史,有无酗酒史和肝病史等,同时应进行较全面的检查,包括肝脏生化指标、肝炎病毒血清免疫标志物检查等,必要时进行肝脏、胆囊影像学检查等。

2. 有高危因素的患者需谨慎选用抗结核药物,尽量少用或慎用肝损伤发生频率较高的抗结核药物。

3. 在抗结核治疗中应严密监测肝脏生化指标的变化:①有高危因素:前 2 个月每 1~2 周监测肝功能 1 次,此后若肝功能正常可每月监测 1~2 次;②无高危因素:每月监测肝功能 1 次。出现肝损害可疑症状时应及时监测肝功能。发生抗结核药所致 DILI 后,根据肝功能损伤程度每周监测肝功能1~2次。

4. 应尽可能避免同时并用其他损害肝脏的药物。

5. 对合并慢性乙型肝炎的患者,如具有抗病毒治疗指征,则应尽快采用核苷类药物抗病毒治疗,同时或稍后进行抗结核治疗;对合并丙型肝炎的患者,可根据其肝功能状况,决定抗病毒和抗结核治疗时序,如肝功能状况良好,建议先进行抗结核治疗,再进行抗丙型肝炎病毒治疗。

6. 建议对有高危因素的患者给予预防性保肝治疗;但对于无高危因素的患者是否常规给予预防性保肝治疗,目前的证据较少,且存在争议。

(三)抗结核药物所致 DILI 的治疗

1. 一般处理 包括休息、营养支持、维持水和电解质及热量平衡等。

2. 保肝治疗 主要保肝药物有:①还原型谷胱甘肽:还原型谷胱甘肽主要在肝脏合成,广泛分布于各组织器官,它与体内过氧化物和自由基结合,具有对抗氧化剂破坏巯基及脏器、保护细胞中含巯基的蛋白和酶的作用。②甘草酸制剂:包括甘草酸单胺和甘草酸二铵,该类药物具有较强的抗感染、保护肝细胞膜及改善肝功能的作用,可明显减轻氨基半乳糖对肝脏的形态损伤,改善免疫性因子对肝脏形态的慢性损伤。③水飞蓟素制剂:具有抗脂质过氧化、清除自由基、维持细胞膜稳定性和促进肝细胞再生等作用。④双环醇:具有抗感染、抗氧化、保护肝细胞膜及细胞器等作用,临床应用可改善肝脏生物化学指标。⑤硫普罗宁:该药为含活性巯基的甘氨酸衍生物,是新型代谢改善解毒剂,具有较强的防治四氯化碳、乙醇及氨基半乳糖所致急性肝损伤,抑制过氧化物产生,保护肝线粒体结构并改善其功能的作用。⑥必需磷脂:该药为复方制剂,主要成分为必需磷脂(天然胆碱磷酸二甘油酯、亚麻酸、亚油酸和油酸)、维生素 B_1、维生素 B_2、维生素 B_6、维生素 B_{12} 和烟酰胺等,具有促进肝细胞膜再生,降低脂肪浸润,协调磷脂和细胞膜的功能。⑦葡醛内酯:具有保护肝脏及解毒作用,与含有羟基或羧基的毒物结合,形成低毒或无毒结合物由尿排出。

3. 降低胆红素 主要利胆类药物有:①腺苷蛋氨酸:具有调节肝脏细胞膜流动性,促进解毒过程中硫化产物合成的作用;②熊去氧胆酸:具有稳定细胞膜、免疫抑制和保护线粒体的作用,同时有明显的利胆作用,增加胆汁引流;③茴三硫:具有促进胆汁、胆酸和胆色素分泌的作用,并可增强肝脏解毒功能。

4. 降酶治疗 对于血清转氨酶水平较高,且有因转氨酶升高而出现乏力、食欲不振、恶心和呕吐等胃肠道症状者,可在保肝治疗的基础上适当和短期使用降酶药物。代表药物有联苯双酯,该药为五味子丙素的中间体,能减轻因四氯化碳及硫代乙酰胺引起的血清 ALT 升高,该药近期降低 ALT 作用较为肯定,但远期疗效较差,停药后容易反跳,且有用药后出现黄疸及病情恶化的报道,应引起重视。

5. 改善肝细胞能量代谢 腺苷三磷酸、辅酶 A、肌苷和维生素类等可通过改善肝细胞能量代谢,在一定程度上起到保护肝细胞的作用,也可以适当使用 B 族维生素等。脂溶性维生素的剂量较大时可能加重肝脏负担,一般不建议使用。

6. 促肝细胞生长和肝功能替代疗法 促肝细胞生长素可刺激正常肝细胞 DNA 合成,促进肝细胞再生,可用于亚急性重型肝炎的辅助治疗。重症 DILI 患者可用人工肝支持疗法或人工肾治疗,必要时进行肝移植。

7. 糖皮质激素的应用 抗结核药物可发生过敏反应,出现发热、药物性皮疹、剥脱性皮炎、流感样症候群和过敏性休克等症状,同时并发 DILI,此时患者的过敏反应较为严重,除立即停用所有抗结核药物外,还可给予糖皮质激素治疗。

8. 中草药 中国传统医学对急慢性肝病的治疗有独到之处,许多方剂有一定效果。

（四）肝功能恢复中和恢复后的抗结核药物应用

1. 对于仅表现为单纯 ALT 升高的肝损伤患者,待 ALT 降至 <3 倍 ULN 时,可加用链霉素或阿米卡星、异烟肼和乙胺丁醇,每周复查肝功能,若肝功能进一步恢复则加用利福平或利福喷丁,待肝功能恢复正常后,视其基础肝脏情况等考虑是否加用吡嗪酰胺。

2. 对于 ALT 升高伴有总胆红素升高或黄疸等症状的患者,待 ALT 降至 <3 倍 ULN 及总胆红素 <2 倍 ULN 时,可加用链霉素或阿米卡星、乙胺丁醇和氟喹诺酮类药物,若肝功能进一步恢复则加用异烟肼,待肝功能恢复正常后,视其结核病严重程度及基础肝脏情况等考虑是否加用利福喷丁或吡嗪酰胺。

3. 对于肝损伤合并过敏反应(同时有发热、皮疹等)的患者,待机体过敏反应全部消退后再逐个试用抗结核药物,试药原则:可先试用未曾用过的药物,此后按照药物致敏可能性由小到大逐步试药。

第四节 耳毒性和前庭功能障碍

所有氨基糖苷类药物和卷曲霉素均对第八对颅神经有毒性。除氨基糖苷类药物和卷曲霉素外,环丝氨酸、异烟肼、利奈唑胺和乙硫异烟胺/丙硫异烟胺也可引起平衡失调。

1. 临床表现

（1）听觉下降早期表现为双耳或单耳高频(4000~8000Hz)听力减退,晚期影响到低频即语音频率(500~2500Hz),也可发展为全频听觉丧失。

（2）听觉损失有明显的延迟作用,可在停止药物后继续发展,而且不可逆。

（3）前庭功能障碍早期表现为耳塞和间断耳鸣,继而出现眩晕、恶心、呕吐、平衡失调或步态不稳等症状。药物所致的前庭功能损伤也是不可逆的。

2. 临床处理

（1）在治疗期间密切监测患者有关症状及听力,早期发现及时停药。

（2）如症状轻微,注射剂可改为每周 3 次间歇使用观察,避免使用利尿剂及其他对听力有影响的药物并可给予对症、支持治疗,如可给予多种维生素、氨基酸、辅酶 A、细胞色素 C、核苷酸或进行中医针灸、服用六味地黄丸。

（3）耳聋患者可考虑试用助听器。

第五节 肾 脏 毒 性

抗结核药物引起的肾损伤为急性间质性肾炎和急性肾小管坏死,前者多见,后者少见但易引起急性肾功能衰竭。易引起间质性肾炎的抗结核药物有利福平、乙胺丁醇、异烟肼、对氨基水杨酸钠、氟喹诺酮类药物。易引起急性肾小管坏死的常见药物为氨基糖苷类抗生素和卷曲霉素。在抗结核治疗过程中应密切监测肾功能。

一、临床表现

较早出现为消化系统症状,表现为厌食、呕吐,严重者明显乏力,全身浮肿,少尿甚至肾功能衰竭。实验室检查表现为蛋白尿、管型尿和血尿,肾功能不全时血尿素氮和肌酐升高。

二、处理原则

（1）当发现肾损伤时应及时停用相关药物,适量补液,加速残余药品排泄,适当应用利尿剂但注意出入量平衡。

（2）严重肾损伤应住院观察治疗,急性肾功能不全时需应用透析治疗,尽快排出有害物质,保护肾功能。

（3）当发现低钾时,应同时检测镁和钙,及时补充纠正。血钾低于 3.3mmol/L 时,应考虑静脉补钾并住院观察。

第六节　关节痛及肌肉痛

引起肌肉和关节痛的主要药物是氟喹诺酮类药物和吡嗪酰胺,偶见于异烟肼、乙硫异烟胺/丙硫异烟胺和乙胺丁醇。氟喹诺酮类药物可损害儿童软骨并影响其发育,也可发生肌腱或腱鞘炎症,出现肌腱断裂。而吡嗪酰胺的代谢产物吡嗪酸可抑制尿酸排泄,使血尿酸增高。

1. 临床表现

（1）氟喹诺酮类药物损害儿童软骨表现为关节痛,影响活动,停药后可恢复。发生肌腱炎时表现为肌腱痛,肿胀,严重时可发生肌腱断裂。

（2）吡嗪酰胺使血尿酸升高,部分患者出现痛风样关节炎,关节肿胀、疼痛、强直和活动受限。

2. 处理原则

（1）当出现血尿酸升高,关节痛不明显时,可先调整饮食,避免引起血尿酸高的食物如动物内脏、海鲜和啤酒等,适当增加水的进量。如关节痛较明显可考虑停用吡嗪酰胺,予非甾体抗感染药对症治疗。

（2）发生肌腱炎症时需停用相关药物并予非甾体抗感染药物,减轻关节负荷,避免重体力活动。

（3）氟喹诺酮类药物对儿童慎用,对已应用者如出现关节痛时应及时停药。

第七节　血液系统损害

引起血液系统损害的抗结核药物常见有利福平、利福布汀、利奈唑胺、吡嗪酰胺、对氨基水杨酸、乙硫异烟胺/丙硫异烟胺和异烟肼等。因此在应用抗结核药物治疗时应监测骨髓造血功能,同时向患者宣传教育骨髓造血系统出现异常时的临床症状(如牙龈出血、皮肤出现瘀血、瘀斑、血尿、无力、睑结膜苍白等),一旦发现相应症状及时就诊复查血常规。

1. 临床表现　表现为红细胞减少,白细胞或粒细胞减少和血小板减少。可以红细胞系损害或白细胞系损害为主要表现,也可表现为全血细胞减少。

（1）贫血:引起贫血的药物较少,主要为利奈唑胺,有时可引起严重贫血。某些药物如利福平等可引起溶血性贫血,常突然发生,进展快,血红蛋白迅速下降,可发生急性肾衰竭和弥散性血管内凝血。

（2）白细胞和（或）粒细胞减少:轻者无症状或有乏力,易感冒,重者白细胞可降至

$2.0 \times 10^9/L$ 以下。

（3）血小板减少：表现为皮下出血点，牙龈出血或其他出血倾向。

2. 处理原则

（1）轻度异常可应用利血生、鲨肝醇等密切观察血象变化，当白细胞低于 $3.0 \times 10^9/L$，血小板低于 $70 \times 10^9/L$ 时，应停用可疑药物，给予升白细胞药及多种维生素，有过敏反应表现时予抗过敏治疗。若为利奈唑胺引起的贫血，可减量使用或停用。

（2）当发生急性溶血、全血细胞减少或白细胞低于 $2.0 \times 10^9/L$，或血小板低于 $30 \times 10^9/L$ 时应采取救治措施，分别酌情给予输用少量新鲜血或成分血，重组人粒细胞集落刺激因子、糖皮质激素等治疗。出现血红蛋白尿时需大量补液并注意电解质平衡。

第八节　惊　厥

引起惊厥的主要抗结核药物有环丝氨酸、异烟肼、氟喹诺酮类、乙硫/丙硫异烟胺和德拉马尼。

一、临床表现

惊厥发作前少数可有先兆。如见到下列临床征象的任何一项，应警惕惊厥的发作：极度烦躁或不时"惊跳"、精神紧张、神情惊恐，四肢肌张力突然增加、呼吸突然急促、暂停或不规律、体温骤升、面色剧变等。惊厥大多数为突然发作。惊厥发作的典型临床表现是意识突然丧失，同时急骤发生全身性或局限性、强直性或阵挛性面部、四肢肌肉抽搐，多伴有双眼上翻、凝视或斜视。局部以面部（特别是眼睑、口唇）和拇指抽搐为突出表现，双眼球常有凝视、发直或上翻，瞳孔扩大。此外，严重的抽搐可致舌咬伤、肌肉关节损害、跌倒外伤等。

二、处理原则

惊厥是急诊症状，必须立即紧急处理。惊厥发作时，患者应取侧半卧位，松解衣领，指压人中，轻扶肢体，避免关节损伤和摔倒。可将头偏向一侧，防止唾液或呕吐物吸入气管引起窒息。惊厥停止后，喉头分泌物多时，用吸痰器吸出痰液，并立即短时间给氧。惊厥后出现呼吸困难或暂停时，应做人工呼吸。

1. 停用可疑药物。

2. 抗惊厥治疗　常用卡马西平、苯妥英钠或丙戊酸。

3. 增加维生素 B_6 至最大剂量（200mg/d）。

4. 检测血清电解质水平　包括钾、钠、碳酸氢盐、钙、镁及氯化物。

5. 惊厥控制后，如果方案中可疑药物不可缺少，可尝试较低剂量应用。

第九节　外周神经炎

引起周围神经炎的主要抗结核药有异烟肼、环丝氨酸、乙硫异烟胺/丙硫异烟胺和利奈唑胺，少见的有乙胺丁醇、氟喹诺酮类、链霉素、卡那霉素、阿米卡星、卷曲霉素等药物。高危人群主要为营养不良、老年人、嗜酒、慢性肝病、糖尿病、异烟肼慢乙酰化型或大剂量应用者。

一、临床表现

周围神经炎症状多发生在用药 2 周后,应用利奈唑胺常发生在 4 个月后。以对称性多发性神经炎为特征。患者先有趾、足的感觉异常,逐渐波及上肢,肢体末端感觉麻木,常为双侧对称。重者呈"手套和(或)袜套样"麻木感,也可表现为刺痛、烧灼感等。进而出现肢体远端肌力减退和腱反射消失。链霉素等注射后可引起口唇及手足麻木,严重者伴头晕、耳鸣、面部和头皮麻木、舌颤等。

二、处理原则

1. 应用维生素 B_6(150~200mg/d)和多种维生素。

2. 使用非甾体抗感染药或对乙酰氨基酚等对症治疗。

3. 在不影响方案效果的前提下,减少相关药物剂量,最好在监测血药浓度下进行。

4. 在不影响治疗的情况下或不良反应持续并较严重,需停用或替换引起周围神经炎的可疑药物。

5. 患者患有某些疾病(如糖尿病、HIV 感染和酒精中毒)时发生外周神经炎的可能性加大,但是这并不妨碍上述所列药物的使用。神经炎可能不可逆转,但有些患者在停用可疑药物后症状会有所改善。利奈唑胺相关神经炎常发生在后续使用阶段,且神经炎症状常持久,若对症处理无效时,可考虑利奈唑胺减量或停用。

6. 控制共患病症,改善营养,戒酒等。

第十节 视 神 经 炎

导致视神经损伤的主要药物为乙胺丁醇、利奈唑胺。乙硫异烟胺 / 丙硫异烟胺、异烟肼和氯法齐明与视觉损害也有一定关系,但较少发生。口服乙胺丁醇后,在 2~6 个月内可能发生球后视神经炎。重者视网膜出血及色素层变化,尤其是剂量较大者。也曾有报道异烟肼、链霉素等引起的视神经炎及视神经萎缩。文献报道对视神经有影响的药物尚有卡那霉素,但罕见。常见的高危因素有:应用乙胺丁醇剂量过大,原有视神经损害(视力障碍、视野缺损)、糖尿病眼病、青光眼、嗜酒、老年人、肾功能不全等。

一、临床表现

(一)早期表现

眼睛不适、异物感、疲劳、视物模糊、眼睛疼痛、畏光、流泪等症状,早期视力下降不明显,严重者失明,但罕见。

(二)轴型视神经炎

中央纤维受损,表现为视力下降,色觉异常。视力变化可为单侧或双侧,中心盲点,红绿色视觉丧失。

(三)轴旁型视神经炎

周围纤维受损,表现为旁中心暗点,视野缺损、视野缩小(管状视野)。

(四)视盘病变

表现为视力、视野、色觉及瞳孔光反射异常。眼底检查可见视盘充血,边缘模糊。在视神经炎阶段及时停药,视觉损伤可改善,如发展为视神经萎缩、视觉功能严重损害或完全丧失,即使停用乙胺丁醇,视觉功能也常难以恢复。

二、处理原则

一旦发现视觉异常并确定与乙胺丁醇的使用有关,应立即停药,可给予大剂量 B 族维生素、烟酸、复方丹参、硫酸锌等治疗。即使经停药等处理后视觉功能有改善,一般也不再重新使用乙胺丁醇。若视觉功能无改善,转诊眼科医生。

第十一节　精 神 症 状

引起精神症状的主要抗结核药物是环丝氨酸和德拉马尼,其次为异烟肼、乙硫异烟胺 / 丙硫异烟胺和氟喹诺酮类药物。

1. 临床表现

(1)治疗初期可产生较轻微的症状,如头痛,精力不集中,轻度情绪改变,易怒,兴奋和失眠。多数患者经对症处理后可减轻并能耐受。

(2)部分患者有不同程度的抑郁表现,个别严重者可有自杀倾向。

(3)少数患者可出现幻觉等精神异常和癫痫发作。

2. 处理原则

(1)对轻症一般反应可先对症治疗,如用镇痛剂或非甾体抗感染药物缓解头痛,用安定等改善睡眠质量。

(2)对抑郁患者提供心理咨询和评估,确定是否应停用有关药物。严重者除停药外,应予抗抑郁治疗,加强监测管理。有自杀风险者最好住院治疗。

(3)精神异常或癫痫发作应及时停用相关药物,给予维生素 B_6(150~200mg/d),提供精神病咨询,确定是否给予抗精神病药物或抗癫痫治疗。

第十二节　甲状腺功能紊乱

对氨基水杨酸和乙硫异烟胺 / 丙硫异烟胺可导致甲状腺功能减退,两者同时使用发生率增高。主要是因为在人体内对氨基水杨酸钠阻碍酪氨酸与碘结合为甲状腺素,形成腺体增生肥大而使其功能减退。

一、临床表现

临床表现为面色苍白,眼睑、胫前水肿,皮肤干燥、粗糙、脱屑,毛发脱落。记忆力减退,多虑,头晕、头痛,耳鸣。厌食、腹胀、便秘,四肢无力。女性月经增多,男性阳痿,性欲减退。少数患者出现泌乳,继发性垂体、甲状腺增大。

二、处理原则

1. 早期促甲状腺激素升高至正常值上限 1.5 倍时,应考虑使用甲状腺素替代治疗。停用对氨基水杨酸、乙硫异烟胺 / 丙硫异烟胺后甲状腺功能可以完全恢复。注意检测甲状腺功能,维持 TSH 在正常值范围。

2. 中、晚期重型病例除口服甲状腺片或左甲状腺素外,需对症治疗如给氧、输液、控制感染、控制心力衰竭等。

第十三节 过 敏 反 应

抗结核药物引起的过敏反应多种多样,几乎所有抗结核药均有可能发生过敏反应。常见的为皮肤瘙痒、皮疹和药物热。有时过敏反应波及全身多个系统,肝、肾功能及血液系统的损害有时也为过敏反应所致。过敏反应轻者无需特殊处理,重者则可威胁患者的生命。过敏反应对患者所致损害的大小与是否在发生后第一时间给予正确处理密切相关。因此临床医生应时刻警惕药物所致的过敏反应,熟练掌握过敏反应的处理原则。

1. 临床表现

(1)抗结核药物导致严重过敏反应较少见但有发生,包括过敏性休克、支气管哮喘、喉头水肿、血管性水肿、大范围皮疹、水疱并涉及黏膜,同时可伴有高热、肝、肾功能和血象异常等。

(2)轻度反应主要局限于皮肤病变,治疗早期较为多见,包括瘙痒、丘疹,多发生在胸、背、手臂和颈部等处,一般无全身症状,有的患者几周后消退。荨麻疹常在停用相关药物后消失。

2. 处理原则

(1)对严重的过敏反应需立即停药,住院救治,实施补液,早期、足量、短程应用糖皮质激素。必要时使用肾上腺素等抢救措施。

(2)大多表现瘙痒、丘疹的轻症患者,可继续治疗观察,并予苯海拉明、氯苯那敏或开瑞坦等抗过敏治疗,避免进食易过敏食物,一般患者可逐渐好转,如皮疹有增多趋势,应停用可疑药物。

(3)如发生荨麻疹,一般先停用可疑药物抗过敏治疗,直至反应消失后,可从小剂量开始尝试脱敏治疗。如果某药物的试验剂量引起反应,则应停用该药。脱敏治疗应在有条件的医疗机构中,在监管下进行。

培训要点

1. 提高抗结核治疗不良反应的监测和诊断水平。
2. 抗结核治疗药物不良反应的预防措施。
3. 抗结核治疗不良反应的程度及预后判断。
4. 抗结核治疗不良反应的处理措施。

课后练习题

1. 选择题

(1)易引起间质性肾炎的抗结核药物有( )。

A. 异烟肼　　　　　　B. 对氨基水杨酸　　　　　　C. 乙胺丁醇

D. 链霉素　　　　　　　　　E. 阿米卡星

（2）甲状腺功能减退,需要避免使用的抗结核药物有（　　　　）。

A. 异烟肼　　　　　　　B. 丙硫异烟胺　　　　　　C. 氟喹诺酮类

D. 对氨基水杨酸　　　　E. 环丝氨酸

（3）氨基糖苷类药物发生耳毒性的重点人群有（　　　　）。

A. 儿童　　　　　　　　B. 老年人　　　　　　　　C. 肝功能不全者

D. 中耳炎患者　　　　　E. 重症结核患者

（4）代谢性酸中毒时 H^+、K^+ 的细胞内外转移是（　　　　）。

A. 细胞外 K^+ 进入细胞内　　　　　　　B. 细胞内 K^+ 进入细胞外

C. 细胞外 H^+ 进入细胞内　　　　　　　D. 细胞内 H^+ 进入细胞外

2. 填空题

（1）药物性肝损伤的高危人群有（　　　　）、（　　　　）、（　　　　）、（　　　　）和（　　　　）。

（2）抗结核药物的胃肠道反应多发生在治疗的（　　　　）期,需要排除（　　　　）、（　　　　）等疾病。

（3）低钾血症是临床上常见的电解质混乱,原因有（　　　　）、（　　　　）、（　　　　）等;低钾血症初期的心电图表现为（　　　　）、（　　　　）。

（4）吡嗪酰胺可引起血尿酸升高而致痛风发作,处理方法是（　　　　）、（　　　　）、（　　　　）等,严重者停药。

（5）导致视神经损伤的最主要药物是乙胺丁醇,一旦发生应（　　　　）、并给以（　　　　）治疗。

3. 名词解释

（1）药物性肝损伤。

（2）过敏反应。

（3）惊厥。

4. 简答题

（1）抗结核药物所致血液系统损害的处理原则。

（2）高血钾症临床表现及处理要点。

（3）抗结核药物所致周围神经炎的临床表现。

（4）抗结核药物所致肝损伤的一般处理原则。

（5）引起肾脏毒性的抗结核药物有哪些?

（邓国防　徐金田　高孟秋　唐神结）

第八章 肺结核并发症及合并症的处理

学习目的

1. 掌握咯血的临床表现和咯血窒息的抢救措施。
2. 掌握自发性气胸的临床表现及处理原则。
3. 掌握呼吸衰竭的临床表现及处理原则。
4. 熟悉肺心病的临床表现、诊断要点和处理原则。
5. 熟悉肺结核合并肺部感染的治疗。
6. 了解心力衰竭的临床表现和处理。

第一节 咯 血

咯血是指源于喉及喉部以下即气管、支气管或肺部任何部位的出血,经口腔咯出。咯血的原因多种多样,肺结核是咯血的常见原因,在结核病变的恶化、好转或钙化时均可发生。活动期肺结核患者咯血量与肺部病变严重程度不平行。由于咯血可使结核病灶播散、肺内继发感染、失血性休克、窒息,可能危及患者生命,所以临床工作者对于咯血的诊治应予高度重视。

肺结核咯血的机制为结核病变使肺部毛细血管通透性增高,血液渗出,导致痰中带血或小量咯血;如病变累及小血管使管壁破溃,则容易造成中量咯血;如空洞壁肺动脉分支形成的小动脉瘤破裂,或继发的结核性支气管扩张形成的动静脉瘘破裂,则容易造成大量咯血。

一、临床表现

患者咯血前可无任何症状,也可首先感到咽喉部发痒、胸部发热及胸闷,而后血随咳嗽而咯出。咯血量可为痰中带血、血痰、整口鲜血或大咯血,甚至可有血凝块或支气管形状血块,色鲜红或暗红。大咯血时,咯血可呈喷射状,血容量急骤减少,血压下降,患者面色苍白,心悸,脉弱,四肢湿冷,可致失血性休克而危及生命。大咯血也可引起窒息,对于大咯血患者在咯血过程中出现咯血突然停止,发绀明显,张口瞪目,呼吸微弱甚至停止,抽搐,挣扎或大小便失禁等,均为咯血窒息的表现。

咯血量的界定:一次或 24 小时内咯血量少于 100ml 者为小量咯血;一次咯血量在 100~300ml 或 24 小时内咯血总量 100~500ml 者为中量咯血;一次咯血量超过 300ml 或 24 小时内咯血总量超过 500ml 者为大咯血。

体征：咯血时，肺部出血侧常可闻及湿性啰音，若出现肺不张改变，呼吸音可减弱或消失。大量咯血可出现皮肤苍白、皮肤湿冷。如果咯血引起窒息可出现面色青紫。

二、治疗原则

（一）一般处理

1. 安慰患者消除紧张恐惧心理，嘱患者平静呼吸将血随时咯出，对剧烈咳嗽、过度紧张患者可适当使用止咳药及镇静剂，可待因慎用，吗啡禁用。

2. 咯血部位明确者一般采取患侧卧位，以防病灶向健侧播散，不明确者可平卧位，头偏向一侧，便于将血咯出。咯血部位可予冰袋冷敷。

3. 咯血期间应进食易消化的温凉饮食，少食多餐，保持大便通畅，避免过度用力而诱发咯血。

4. 吸氧，对有呼吸困难者，可应用鼻导管吸氧。

5. 加强护理，注意卧床休息。

（二）药物止血

1. 常规止血药物

（1）卡络柳钠（安络血）：片剂：每次 2.5~5mg，一日 3 次。注射液：每次 5~10mg，肌内注射，一日 2~3 次，不可静脉注射。对水杨酸盐过敏者禁用。

（2）酚磺乙胺（止血敏，止血定）：常用剂量 0.25~0.5g 肌注或静注，每日 2~3 次，也可 0.25~0.75g 加入 5% 葡萄糖液或生理盐水中静滴，一日 2~3 次。

（3）氨甲苯酸（止血芳酸）和止血环酸：常用剂量为氨甲苯酸 0.1~0.3g 加入生理盐水或 5% 葡萄糖液 250ml 中静滴，每日总量不超过 0.6g；氨甲环酸 0.25~0.5g 加入生理盐水或 5% 葡萄糖液 250ml 中静滴，每日总量不超过 2.0g。

（4）垂体后叶素：常用剂量为 5~10U 肌注或稀释于 20ml 液中缓慢静注，也可将 5~20U 加入 5% 葡萄糖液或生理盐水 250~500ml 中静滴。注意因本药可使动脉平滑肌及子宫平滑肌收缩，所以妊娠及高血压、冠心病患者慎用。

（5）巴曲酶（立止血）：可口服、局部应用、肌注及静注 1~2kU，每日两次。

（6）中药：云南白药、三七片、白芨粉等均有止血作用，只适用于痰中带血及咯血辅助治疗。

2. 非常规止血药物

（1）酚妥拉明：为 α1 受体和 α2 受体阻断剂，具有扩张血管的作用。10~20mg 溶入 0.9% 的盐水中缓慢静脉滴注，每日 1~2 次。可引起直立性低血压、鼻塞、恶心和呕吐。低血压、严重动脉硬化、心脏器质性损害和肾功能减退者忌用。

（2）盐酸普鲁卡因：常用 300~500mg 加入 5% 葡萄糖 500ml 液体中静脉滴注，16 滴 / 分，每日 2 次，也可 25% 葡萄糖 40ml 加入普鲁卡因 50mg 静脉注射，4~6 小时重复一次。

（3）镇静类药物

氯丙嗪：本品系吩噻嗪类药物，为中枢多巴胺受体的阻滞剂，具有多种药理活性，应用止血治疗主要利用其可阻断外周 α-肾上腺素受体，直接扩张血管，引起血压下降，大剂量时可引起位置性低血压。10mg 肌注，每 4~6 小时一次。

冬眠Ⅱ号：由哌替啶 50mg，异丙嗪 25mg 和双氢麦角碱 0.3mg 组成，加入 9ml 注射用水，每次肌注 2ml，2~4 小时一次，咯血停止后继续用 3 天，如果 5 天后无效停用；亦可加入 5%

的葡萄糖 500ml 中静脉滴注，20 滴 / 分钟，用药过程中密切监测血压、脉搏和呼吸。一般疗程 5~7 天，无效停用。

3. 选择性支气管动脉栓塞术　在选择性支气管动脉造影的基础上，明确有支气管动脉出血或病变的血管可行动脉栓塞术。适用于内科保守治疗效果不佳、咯血反复发作或大咯血患者。

4. 应用支气管镜止血　咯血是气管镜检查的相对禁忌证，对于下列情况之一者可考虑应用气管镜进行止血治疗：①经积极药物治疗出血量仍达到大咯血标准者；②伴发高血压、冠心病及肺心病的大咯血，积极药物治疗仍出血不止者；③不能耐受垂体后叶素，对普鲁卡因过敏、血压偏低，对一般止血药疗效不明显者；④非全身性疾病所致、病变部位较明确、反复大咯血者；⑤就诊时有窒息先兆、窒息、低血压、休克等并发症的大咯血者。首先可采用硬质气管镜迅速清除气道内血块，并应用盐水灌洗，如出血来自单侧肺，对侧肺通气正常情况下，可采用纤维支气管镜下球囊单侧堵塞出血侧支气管。纤支镜发现出血部位后，可以用去甲肾上腺素 2~4mg+4℃生理盐水 10~20ml 局部喷洒出血部位。

5. 手术治疗　反复大咯血用上述方法无效时，对侧肺无活动性病变，肺功能储备尚可，又无明显禁忌证者，可在明确出血部位情况下，考虑肺叶、段切除。

手术时机选择：术前尽可能地进行胸片和 CT 检查，了解肺内病变情况。手术最好选择在咯血间歇期，对于大咯血可在胸片检查后急诊手术。

手术适应证：① 24 小时咯血量超过 1500ml 或一次咯血量超过 500ml，经内科保守治疗无效；②反复大咯血，有窒息先兆；③一叶肺或一侧肺有明确的不可逆病变，对侧肺组织正常或病变稳定者。

手术禁忌证：①两肺广泛弥散性病变；②全身状况差，心肺功能不全者；③合并凝血功能障碍；④非原发于肺部病变所致的咯血者。

6. 咯血窒息的抢救　窒息是咯血最为严重的并发症，凡在咯血过程中出现如下临床表现者应考虑咯血窒息：①突然躁动不安，急坐欲咳，又咳不出，迅速出现发绀者；②突然呼吸困难，精神紧张，出现"三凹征"者；③突然咯血中止，出现张口瞪目，面色青色，四肢乱动者。窒息的抢救关键在于清除呼吸道阻塞，可迅速将患者全身倒悬或俯卧位上身倒悬，撬开口腔，抠出口内血块，拍击背部，使血块排出，或紧急行气管插管，用电动吸引器吸出阻塞物，必要时机械通气。窒息解除后应加大给氧，适当给予呼吸兴奋剂，并注意纠正酸中毒，补充血容量，防止缺氧导致的脑水肿及呼吸循环衰竭的发生。

第二节　自发性气胸

自发性气胸是指在无外伤或人为因素的情况下，肺组织及其脏层胸膜破裂而引起的胸腔积气及肺组织萎陷，气胸可为单侧或双侧。在我国肺结核是自发性气胸的常见病因。肺结核患者出现病灶组织坏死、空洞形成，如果病灶邻近胸膜下，或在反复破坏及修复过程中形成肺大疱，在用力或者无诱因时病灶破裂形成自发性气胸。如果诊疗及时，绝大多数患者均能治愈，预后良好。

一、临床表现

气胸对呼吸及循环功能的影响与气胸发生前肺的基础疾病及肺功能状态、气胸发生的速度、胸膜腔内积气量及压力有关。若原已存在严重肺功能减退、气胸发生快、积气量大、胸膜腔内压力高,对呼吸及循环影响较大,症状迅速加重。少量气胸对循环功能无大影响。张力性气胸时,胸膜腔内正压压迫心脏及血管,静脉血回心受阻,心排血量降低,出现心率增快,血压下降甚至休克。

（一）症状

起病常较急,有剧烈咳嗽、用力屏气、提取重物等诱因,也可能无明显诱因,出现的突发性胸痛,呈针刺或刀割样锐痛,偶有钝痛,继而出现胸闷及呼吸困难,多数患者伴有刺激性咳嗽。肺功能良好、肺萎陷缓慢者,可无明显呼吸困难,而肺部原有基础病变较重,肺功能已有减损或张力性气胸患者,可有明显呼吸困难、气促、发绀、心悸、烦躁不安、大汗淋漓、皮肤湿冷及血压下降等休克症状,若不及时救治可危及生命。

（二）体征

胸腔少量积气时体征不明显,积气部位叩诊可呈过清音,且呼吸音减低。胸腔大量积气时气管和纵隔向健侧移位,患侧胸廓饱满、肋间隙增宽、呼吸运动减弱、叩诊呈鼓音、语颤及呼吸音减弱或消失。右侧气胸时肝浊音界下移;左侧气胸时心界叩诊不清或消失,且积气量少时,可闻及与心跳一致的劈拍声（Hamman 征）;合并皮下气肿时有握雪感及捻发音。

（三）影像学表现

影像学是诊断气胸的重要方法,可显示肺萎陷程度、有无胸膜粘连、纵隔移位及胸腔积液等。

（1）X 线胸片显示积气部位透光度增强,肺纹理消失。有胸腔积液时可见液气平面。有胸膜粘连时,在脏、壁层胸膜间可见条带状阴影,肺组织呈不规则萎陷。如无胸膜粘连,则肺组织向肺门均匀萎陷,萎陷的肺边缘为气胸线,可以此判定肺压缩的程度。气胸的 CT 表现为胸腔内出现极低密度气体影,伴有肺组织不同程度的压缩、萎陷改变,对于同时判断肺内病灶性质及分布有重要价值。

（2）肺压缩程度定:后前位全胸片,以肺门中心为起点向第二前肋与胸廓交点（上）、平行（中）、肋膈角（下）各画一条线,分别测量此线与气胸线交点到胸廓内缘的距离,计算此段距离占全线长度的百分数,即为上、中、下肺各压缩的百分比。胸 CT 对于判断肺的压缩程度更加直观,全面。

二、治疗原则

治疗目的是促进患侧肺复张,消除病因及减少复发。治疗措施有保守治疗,胸腔减压（胸腔穿刺抽气及闭式引流术）,开胸手术或经胸腔镜手术等。部分轻症患者可经保守治疗治愈,多数需胸腔减压以助患侧肺复张,少数患者需手术治疗。

（一）保守治疗

气胸量小于 20%,且为闭合性,症状较轻,$PaO_2 > 70mmHg$,经保守治疗多可自愈,气体可在 7~10 天内吸收。但仍需密切监测病情变化,尤其在气胸发生后 24~48 小时内有可能症状加重。应卧床休息,止痛、镇咳、通便,密切观察病情变化,吸氧可加快胸腔内气体吸收,经鼻导管或面罩吸氧,可达到比较满意的疗效。如患者年龄偏大,并有肺基础疾病如慢阻肺,其胸膜破裂口愈合慢,呼吸困难等症状严重,即使气胸量较小,原则上也不主张保守治疗。

（二）胸腔穿刺抽气

对于积气量较多,肺压缩大于 20% 的闭合性气胸,呼吸困难较轻,心肺功能尚好的单纯性气胸患者,抽气可加速肺复张,迅速缓解症状。对于张力性气胸,为迅速降压以避免发生严重并发症,亦需立即胸腔穿刺排气。

(三)胸腔闭式引流术

对于交通性气胸,或心肺功能较差、自觉症状较重、静息状态下亦感明显呼吸困难的闭合性气胸,无论其肺压缩多少,均应尽早行胸腔闭式引流术。反复发生的气胸,亦应首选闭式引流术。

胸腔闭式引流的插管部位多取锁骨中线外侧的第二肋间,或者腋前线的第四、五肋间。在局麻下沿肋骨上缘横行切开 1.5~2cm 皮肤切口,钝性分离皮下组织及肌层,用套管针穿刺进入胸膜腔,退出针芯后,经套管置入引流管,固定导管,另一端置于水封瓶下 1~2cm。随着呼吸或咳嗽可见气泡溢出,为防止复张性肺水肿,可以间断夹闭引流管,控制排气速度。

在闭式引流术后,如果未见气泡溢出 1~2 天后,复查胸片显示肺已经全部复张,可以考虑拔除引流管。在拔管时应准备皮肤消毒用品及其他用物,先剪去固定缝线,嘱患者深吸气后屏气,迅速拔出导管。同时立即以凡士林纱布和无菌纱布覆盖伤口,并敷料覆盖、固定。拔管后 24 小时内,应注意观察患者的呼吸情况,局部有无渗液、出血、皮下气肿等,如有异常,及时处理。

(四)手术治疗

经内科治疗无效的气胸为手术的适应证,主要适应于长期气胸、血气胸、双侧气胸、复发性气胸、张力性气胸引流失败者、胸膜增厚致肺膨胀不全或影像学有多发性肺大疱者。根据情况行胸腔镜或开胸手术。

第三节　呼　吸　衰　竭

呼吸衰竭是各种原因引起的肺通气和(或)换气功能严重障碍,以致在静息状态下亦不能维持足够的气体交换,导致缺氧伴(或不伴)二氧化碳潴留,从而引起一系列生理功能和代谢紊乱的临床综合征。明确诊断有赖于动脉血气分析,表现为在海平面大气压、静息状态、呼吸空气条件下,动脉血氧分压(PaO_2)低于 60mmHg 或伴有二氧化碳分压($PaCO_2$)高于 50mmHg,并排除心内解剖分流和原发于心排血量降低等因素,即为呼吸衰竭(简称呼衰)。

根据动脉血气分析,呼吸衰竭分为两种类型:

Ⅰ型呼吸衰竭:缺氧无二氧化碳潴留,PaO_2 小于 60mmHg,$PaCO_2$ 降低或正常,见于换气功能障碍。

Ⅱ型呼吸衰竭:缺氧伴有二氧化碳潴留,PaO_2 小于 60mmHg,$PaCO_2$ 大于 50mmHg,系肺泡通气不足所致。单纯通气不足,缺氧和二氧化碳的潴留的程度是平行的,若伴换气功能损害,则缺氧更为严重。

根据病情急缓可分为急性呼吸衰竭和慢性呼吸衰竭。短期内呼吸功能迅速失代偿为急性呼衰。因慢性疾病导致呼吸功能损害逐渐加重,经较长时间才发展为呼吸衰竭,为慢性呼衰,常见原因为慢性阻塞性肺疾病。另外,慢性呼吸衰竭可因呼吸系统感染或气道痉挛出现急性加重。重症肺结核也是引起慢性呼吸衰竭的常见病因。

一、临床表现

1. 呼吸困难　表现为呼吸频率、节律及幅度改变。患者常呈端坐位,点头或抬肩呼吸,呼吸费力或窘迫、频率可浅速或深缓、节律呈潮式、间歇或下颌式呼吸。

2. 发绀　发绀是缺氧的典型表现。自然光线下多观察口唇、舌、黏膜及甲床等血流丰富部位,舌发绀较口唇、甲床显现更早些,更明显。

3. 精神、神经症状　缺氧尤其是二氧化碳潴留时较易发生,可表现为注意力不集中、兴奋多语、烦躁不安甚或抽搐、嗜睡、昏迷等。因缺氧、二氧化碳潴留和酸中毒等原因造成的精神、神经症状可统称为肺性脑病。

4. 血液循环系统症状、体征　CO_2 潴留使外周体表静脉充盈,皮肤充血,湿暖多汗,血压升高;多数患者心率加快、心搏出量增大;脑血管扩张可致搏动性头痛。严重缺氧、酸中毒可引起心肌损害,亦可引起周围循环衰竭、血压下降、心律失常。慢性缺氧和二氧化碳潴留可引起肺动脉高压,可发生右心衰竭、体循环瘀血(肺心病)。

5. 消化系统症状　肝细胞缺氧发生变性坏死,肝功能受损,丙氨酸氨基转移酶升高。严重缺氧及二氧化碳潴留可使胃肠黏膜损害而发生应激性溃疡,引起上消化道出血。

6. 泌尿系统症状　尿量减少,尿素氮升高,尿中出现管型、蛋白及红细胞,严重的 CO_2 潴留、缺氧可出现肾功能衰竭。

二、治疗原则

1. 保持呼吸道通畅,改善呼吸功能　鼓励患者将痰液咳出,定时翻身拍背,体位引流;呼吸道局部湿化及应用解痉、祛痰药物;对重症不能配合者,可予器械辅助吸引分泌物。

2. 控制原发病及感染　呼吸道感染是呼吸衰竭最常见的诱因,在积极抗结核治疗的同时有效控制感染是呼吸衰竭好转的基础。可常规查痰病原菌培养与药敏,以便选择敏感的抗菌药物。在药敏结果获得前,经验性用药宜选用广谱高效抗菌药。

3. 合理氧疗

(1) 目的:提高肺泡氧分压,增加氧的弥散能力,改善低氧血症。降低呼吸功耗,降低缺氧性肺动脉高压,减轻右心负荷。

(2) 氧疗浓度:吸入氧气的浓度(F_iO_2)与吸入氧流量大致呈如下关系:$F_iO_2=21+4×$ 吸入氧流量(L/min),这只是粗略的估计,同样氧流量情况下,F_iO_2 还与潮气量、呼吸频率、分钟通气量和吸呼比等因素有关。

对于缺氧不伴有二氧化碳潴留,应给予高浓度吸氧(>35%),使 PaO_2 提高到 60mmHg 或血氧饱和度(SaO_2)在 90% 以上,此类患者主要是氧合功能障碍,通气量足够,高浓度吸氧不会引起二氧化碳潴留。

对于缺氧伴有明显二氧化碳潴留的氧疗,应该低浓度持续给氧(<35%)。慢性呼吸衰竭失代偿者缺氧伴二氧化碳的潴留是通气不足的后果。呼吸的维持主要是靠低氧血症对颈动脉窦、主动脉体的化学感受器兴奋作用。如果 PaO_2 迅速上升,外周化学感受器失去了低氧血症的刺激,呼吸变得浅慢,肺泡通气量下降,$PaCO_2$ 随之上升,严重时可陷入二氧化碳麻醉状态。对于慢性Ⅱ型呼吸衰竭患者,特别是伴有肺源性心脏病者,长期夜间氧疗(1~2L/min,每日 10 小时以上)有利于降低肺动脉高压,减轻右心负荷,提高生存质量。

(3) 给氧方法:鼻导管、面罩或配合机械通气给氧。

4. 增加通气量,减少二氧化碳潴留

(1) 中枢神经兴奋剂的应用:常用有尼可刹米、洛贝林、多沙普仑等,尼可刹米是目前常用的呼吸兴奋剂,可兴奋呼吸中枢,增加通气量,亦有一定苏醒作用。因中枢神经兴奋剂可增加氧耗及引起呼吸肌疲劳,须慎用。

(2) 建立人工气道,保持呼吸道通畅。可根据病情选用有创或无创机械通气措施。严重呼吸衰竭患者,合并存在下列情况,宜尽早建立人工气道进行人工通气:①意识障碍,呼吸不规则;②气道分泌物多,且有排痰障碍;③有较大的呕吐反吸的可能;④全身状态差,疲乏明显者;⑤严重低氧血症或二氧化碳潴留达危及生命的程度(如 $PaO_2 \leq 45mmHg$,$PaCO_2 \geq 70mmHg$);⑥多器官功能损害。

5. 纠正酸碱失衡及电解质紊乱 呼吸性酸中毒治疗时应改善肺泡通气,排出二氧化碳,一般不宜用碱性药物。呼吸性酸中毒合并代谢性酸中毒时,pH 下降显著,可适量补碱,一般矫正至 pH7.25 以上即可,以免补碱过多造成代谢性碱中毒。呼吸性酸中毒合并代谢性碱中毒时,除调整通气外,应适当补充钾、氯离子,必要时可补充盐酸精氨酸。对于呼吸性碱中毒,应降低通气量,维持 pH 值在正常范围。电解质的补充应根据患者临床表现及实验室检查结果,适当补充,维持机体内环境的稳定。

6. 糖皮质类固醇的应用 糖皮质类固醇具有抗感染、抗毒、抗过敏、抗休克以及维持内环境稳定,提高细胞对缺氧和毒素的耐受性等作用,对于严重感染伴支气管痉挛和肺性脑病患者,在应用支气管扩张剂和强有力抗菌药物的情况下短期使用激素,可收到良好的效果。

7. 营养支持 慢性呼衰患者多有营养不良,使抵抗力降低,感染难以控制,能量供给不足,是加重呼吸肌疲劳和呼吸泵衰竭的重要原因之一。尽可能鼓励患者进食,对不能进食患者,能量供给可选择肠内营养方式,鼻饲全营养素,必要时可静脉输注脂肪乳、氨基酸、人体白蛋白等,使能量代谢处于正平衡,以满足机体需要。

8. 合并症的治疗

(1) 右心衰竭:改善缺氧,纠正酸中毒,若心衰无缓解,可予适当的利尿剂及强心药物治疗。

(2) 上消化道出血:止血、抑酸、保护胃黏膜治疗。可予云南白药、奥美拉唑、雷尼替丁等药物。

第四节 慢性肺源性心脏病

慢性肺源性心脏病(简称肺心病)是指由于支气管、肺部、胸廓或肺动脉的慢性病变引起肺循环阻力增高而导致肺动脉高压及右心室肥厚,继而发展为右心衰竭的一种心脏病。慢性阻塞性肺疾病(COPD)是肺心病的主要病因,肺结核可引起支气管扩张、肺气肿、空洞、不张、纤维化及广泛胸膜增厚钙化等毁损性病变,广泛病变的重症肺结核病也是肺心病的主要病因之一。

一、临床表现

(一)功能代偿期

长期慢性咳嗽、咳痰、气喘及乏力等肺结核的表现,营养状况多较差,贫血,活动后感心悸、气短、呼吸困难及发绀等。体格检查常可见明显肺气肿表现,桶状胸、呼吸运动减弱、肺部叩诊呈过清音、听诊呼吸音减弱、可闻及干或湿性啰音、心浊音界缩小、心音遥远、肺动脉高压使肺动脉瓣区第二心音亢进,右心室肥厚使剑突下可见明显心脏搏动,颈静脉可有轻度怒张,但静脉压并不明显增高。

（二）功能失代偿期

出现心力衰竭，以右心衰竭为主，多因肺部感染诱发，伴有呼吸衰竭。本期患者心悸、气急、发绀加重，上腹胀痛，食欲不振，恶心甚至呕吐，颈静脉怒张，可闻及三尖瓣相对关闭不全引起的收缩期杂音，肝脏肿大压痛、肝颈静脉返流征阳性，下肢呈凹陷性水肿，静脉压升高，病情严重者可发生休克。

二、诊断要点

（一）有慢性重症的肺、胸结核病史及右心功能不全的体征，且排除了引起右心室增大的其他心脏病的可能。

（二）血液检查

COPD引起的肺心病患者因长期缺氧常有红细胞和血红蛋白增高，而重症肺结核引起的肺心病由于长期的慢性消耗多有不同程度的贫血表现，合并感染时可有白细胞计数升高，血沉一般较快，在心力衰竭期，可有继发性肝肾功能损害，表现为转氨酶、尿素氮和肌酐升高，血气分析可为呼吸衰竭表现。

（三）影像学诊断标准

1. 右肺下动脉干扩张　横径≥15mm；或右肺下动脉横径与气管横径比值≥1.07；或经动态观察较原右肺下动脉干增宽2mm以上。

2. 肺动脉段中度凸出或其高度≥3mm。

3. 中心肺动脉扩张和外围分支纤细，两者形成鲜明对比。

4. 圆锥部显著突出（右前斜位45°）或"锥高"≥7mm。

5. 右心室增大（结合不同体位判断）。

具备上述1~4项中的一项可提示，两项及以上者可以诊断，具有第5项者可诊断。

（四）心电图诊断标准

1. 主要条件　①额面平均电轴≥+900。②V1R/S≥1。③重度顺钟向转位（V5 R/S≤1）。④RV1+SV5大于1.05mV。⑤aVR R/S或R/Q≥1。⑥V1-V3呈QS、Qr、qr（需除外心肌梗死）。⑦肺型P波：P电压≥0.22mV；或P电压≥0.20mV，呈尖峰型，并有P电轴>+800；或当低电压时，P电压>1/2R，呈尖峰型，并有P电轴>+800。

2. 次要条件　①肢体导联低电压；②右束支传导阻滞（完全性或不完全性）。

具有以上1项主要条件即可诊断，有2项次要条件为可疑肺心病心电图表现。

（五）超声心动图诊断标准

1. 主要条件　①右心室流出道内径≥30mm；②右心室内径≥20mm；③右心室前壁厚度≥5mm，或有前壁搏动幅度增强者；④左/右心室内径比值<2；⑤右肺动脉内径≥18mm，或肺动脉干≥20mm；⑥右心室流出道/左房内径比值大于1.4；⑦肺动脉瓣曲线出现肺动脉高压征象（α波低平或<2mm，有收缩中期关闭征等。

2. 参考条件　①室间隔厚度≥12mm，搏幅<5mm，或呈矛盾运动征象；②右心房增大≥25mm（剑突下区）；③三尖瓣前叶曲线DE、EF速度增快，E峰呈尖高型，或有AC间期延长；④二尖瓣前叶曲线幅度低，CE小于18mm，CD段上升缓慢，延长呈水平位或EF下降速度减慢小于90mm/S。

具有上述两项条件（其中必具有1项主要条件）均可诊断为肺心病，上述标准仅适用于心前区探测部位。

三、治疗原则

（一）缓解期治疗

1. 加强营养,适量活动,锻炼呼吸功能,增强机体抵抗力。

2. 积极控制活动性结核病变,对呼吸道感染及早预防,积极对症治疗。

3. 中医中药扶正固本、活血化瘀、改善肺循环、增强机体抵抗力治疗,可选用党参、黄芪、沙参、麦冬、丹参、红花等。

4. 改善居住环境,对缓解期中的患者进行家庭病床式的康复治疗,密切观察病情变化、定期随访,可减少急性期的发作。

（二）急性期治疗

1. 控制呼吸道感染 呼吸道感染是发生呼吸衰竭和心力衰竭的常见诱因,故需积极予以控制。可根据临床表现及痰培养药敏结果选用合理的抗生素,未明确何种致病菌时,早期经验性治疗可联合用药,但应防止真菌感染。由于患者长期罹患结核病,机体营养状况较差,免疫功能低下,可同时辅以免疫增强治疗。

2. 改善呼吸功能 清除痰液、解除支气管痉挛、保持呼吸道通畅、持续低流量给氧及应用呼吸兴奋剂等。必要时气管插管或气管切开采用机械通气治疗。

3. 控制心力衰竭 急慢性心力衰竭的处理见第五节。

4. 酸碱平衡失调及电解质紊乱、消化道出血、休克等的治疗,参阅相关指南和书籍。

第五节 心 力 衰 竭

心力衰竭又称心功能不全,是各种心脏结构或功能性疾病导致心室充盈和（或）射血功能受损,心排血量不能满足机体组织代谢需要,以肺循环和（或）体循环瘀血,器官、组织血液灌注不足为主要表现的一组综合征。心力衰竭按其发病过程可分为急性和慢性心力衰竭;按其临床表现可分为左心衰竭、右心衰竭和全心衰竭;按其发病机制可分为收缩功能障碍型心力衰竭和舒张功能障碍型心力衰竭。

一、临床表现

（一）左心衰竭、右心衰竭和全心衰竭

1. 左心衰竭 临床表现主要是由于肺瘀血、肺水肿所致,主要表现为疲倦乏力,呼吸困难,初起为劳力性呼吸困难,终而演变为休息时呼吸困难,只能端坐呼吸。阵发性呼吸困难是左心衰竭的典型表现,多于熟睡之中发作,有胸闷、气急、咳嗽、哮鸣,特别严重的可演变为急性肺水肿而表现剧烈的气喘、端坐呼吸、极度焦虑和咳吐含泡沫的黏液痰（典型为粉红色泡沫样痰）、发绀等肺部瘀血症状。体征可有奔马律、交替脉、肺部啰音。左心衰竭有臂舌时间延长,漂浮导管测定肺动脉毛细血管楔嵌压增高。

2. 右心衰竭 主要是由于体循环静脉瘀血所致。主要表现为水肿,以踝部和下肢为著,卧位时水肿见于腰骶部;颈静脉怒张,上腹胀满、食欲不振、恶心、呕吐及上腹部疼痛;尿少,夜尿,饮水与排尿分离现象等;腹水和胸腔积液。主要体征是肺底湿性啰音或全肺湿性啰音,肺动脉瓣第二音亢进,奔马律与交替脉,肝大,肝颈静脉回流征阳性,影像学检查以左心室或左心房增大为主。右心衰竭有臂肺时间延长、静脉压明显增高。

3. 全心衰竭　兼有左右心衰的临床表现,但可以一侧为主。

(二) 急性和慢性心力衰竭

急性心衰为急性的严重的心肌损害、心律失常或突然加重的心脏负荷,使心功能正常或处于代偿期的心脏在短时间内发生衰竭或慢性心衰急剧恶化,临床上以急性左心衰常见,表现为急性肺水肿或心源性休克。

慢性心衰表现为缓慢的发展过程,一般均有代偿性心脏扩大或肥厚及其他代偿机制的参与。

(三) 收缩性和舒张性心力衰竭

收缩性心力衰竭由心脏收缩功能障碍、心排血量下降所致,有循环瘀血的表现,临床常见。

舒张性心力衰竭由心室主动舒张功能障碍或心室肌顺应性减退及充盈障碍所致,因舒张功能障碍只左心室充盈压增高,肺循环瘀血。严重者见于限制型心肌病、肥厚型心肌病等。

二、治疗原则

(一) 饮食与液体摄入

营养均衡,限钠、保钾饮食,一般液体摄入量限为每日 1000~1500ml(夏季可为 2000~3000ml);严重心力衰竭,尤其是伴有肾功能减退时,由于排水能力减低,故在采取低钠饮食的同时,必须适当控制水分的摄入,否则可能引起稀释性低钠血症,这是顽固性心力衰竭的重要诱因之一。一旦发生此种情况,宜将液体摄入量限制为 500~1000ml,并采用药物治疗。

(二) 避免快速大量输入液体

(三) 慢性心衰的处理

1. 利尿剂　利尿原则应缓勿急,一般以间歇、小剂量交替使用为宜。根据患者 24 小时出入量,合理选择利尿剂。

2. 强心药物　由于缺氧、电解质紊乱、酸中毒等因素影响,易发生洋地黄中毒,宜选用小剂量、作用快、排泄快的制剂,如毛花苷丙(西地兰)0.2~0.4mg 加入 25% 葡萄糖液 20ml 缓慢静注,每日 1~2 次。

3. 血管扩张剂的应用　常用酚妥拉明 10~20mg 加入 5% 葡萄糖液 250~500ml 中,缓慢静脉滴注,每日 1 次;或消心痛 10mg 口服,每日 2~3 次。其他硝苯地平、多巴胺和多巴酚丁胺等药物均有一定疗效。

4. 肾上腺皮质激素的应用　在有效控制感染的情况下,可短期小剂量应用肾上腺皮质激素,对抢救早期呼吸衰竭和心力衰竭有一定作用。通常用地塞米松 10~20mg 或甲强龙 40mg 加入 5% 葡萄糖液 100ml 中静脉滴注,每日一次。病情好转后 2~3 天停用。须注意观察有无消化道出血等征象。

(四) 急性心衰的治疗

急性左心衰竭时的严重呼吸困难和缺氧是致命的威胁,必须尽快缓解。

1. 体位　半卧位或端坐位,双腿下垂,以减少静脉回流,减轻心脏负荷。

2. 吸氧　立即高流量鼻导管或面罩给氧,严重者采用无创呼吸机持续加压(CPAP)或双水平气道正压(BiPAP)给氧,增加肺泡内压,加强气体交换,对抗组织液向肺泡内渗透。

3. 镇静 吗啡 3~5mg 静脉注射,减少躁动引起的额外心脏负荷,同时舒张小血管减轻心脏负荷。必要时每间隔 15 分钟重复一次,共 2~3 次。老年人可减量或改为肌内注射。

4. 快速利尿 呋塞米 20~40mg,2 分钟内静脉注射,4 小时后可重复。注意监测电解质。

5. 支气管解痉 氨茶碱 0.25g 或多索茶碱 0.2g 加入 5% 葡萄糖 40ml 中缓慢静脉注射,解除支气管痉挛,并有一定增强心肌收缩、扩张外周血管作用;地塞米松 10mg 或甲强龙 20~40mg 或氢化可的松 200mg 静脉注射或输注,可快速解痉、减少渗出、减轻肺水肿。

6. 扩张血管 用于血压正常、有瘀血体征、尿量减少时,以扩张外周静脉与小动脉,改善肾脏灌注,增加尿量,减轻心脏前后负荷,缓解肺瘀血。

(1)硝普钠:静脉滴注或泵注,起始剂量 0.3μg/(kg·min),根据血压、按每 5~10min 增加 5~10μg/min 的速度逐渐增加剂量,直至产生疗效或不良反应,用药时间不宜连续超过 24 小时。

(2)硝酸甘油:静脉滴注或泵注,20μg/min,密切监测血压,保持平均动脉血压降低 10mmHg 左右,如果动脉压降至 90~100mmHg,减量。

(3)酚妥拉明:动脉扩张为主,也扩张静脉,静滴 0.1mg/min 开始,0.3mg/min 维持。

(4)重组人脑钠肽(rhBNP,奈西立肽):负荷量 1.5μg/kg 静脉注射,维持剂量 0.0075μg/(kg·min)静脉滴注 24 小时,密切监测血压,防止低血压。

7. 正性肌力药物 用于低心排综合征(如症状性低血压)或心排出量减低伴有瘀血的患者,可减轻低灌注导致的症状,保证重要脏器的血供。

(1)多巴酚丁胺:起始剂量 2~3μg/(kg·min),不需要负荷剂量,最大剂量可达 20μg/(kg·min),约 100~250μg/min。

(2)多巴胺:小剂量[<3μg/(kg·min)]可激活多巴胺受体,降低外周血管阻力,增加肾、冠脉和脑血流;中等剂量[3~5μg/(kg·min)]刺激 β 受体,直接或间接增加心肌收缩力及心排出量;大剂量[>5μg/(kg·min)]作用于 α 受体,导致血管收缩和系统血管阻力增加,用于维持伴有低血压心衰患者的收缩压,但有心动过速、心律失常的危险。

(3)磷酸二酯酶抑制剂:对低充盈压患者可避免低血压的风险,短期应用于顽固性心功能不全,可以出现严重心律失常。常用药物米力农,首剂 25μg/kg,稀释后,15~20 分钟静脉注射,继之 0.375~0.75μg/(kg·min)维持静脉滴注。

(4)洋地黄类药物:毛花苷丙(西地兰),首剂 0.2~0.4mg/ 次,缓慢静注,2 小时后可酌情再用 0.2~0.4mg,24 小时总量可达 1~1.6mg,适用于快速心室率的房颤并心脏扩大、左心室功能不全者。禁用于预激综合征合并房颤,缓慢性心律失常,肥厚型梗阻性心肌病,二尖瓣狭窄呈窦性心律,明显低钾血症。肺源性心脏病、扩张型心肌病洋地黄效果差,易于中毒。

第六节 肺结核合并肺部感染

肺结核合并肺部感染,主要是指下呼吸道的感染,按病因分为病毒、细菌、衣原体支原体、真菌等感染,按发病时间和场所可参照无肺结核情况分为社区获得性肺炎、医院获得性肺炎和呼吸机相关性肺炎等。

一、临床表现

肺部感染主要表现有发热、衰弱、周身不适等全身症状以及咳嗽、咳痰、咯血、胸痛、呼吸急促等局部症状。可以是初始发生,也可以在肺结核症状基础上发生变化或加剧。

二、治疗原则

肺结核合并肺部感染时,需继续抗结核治疗,同时根据肺部感染的病原体,如病毒、真菌、细菌、寄生虫等进行治疗。

治疗前应尽量留取痰液、血液、各种分泌物等进行病原学检查,在得到病原学依据前,可以根据病史、临床表现、实验室检查、影像学资料等判断病因,进行经验性治疗,找到病原学依据后,则按照病原进行病因治疗。

需要注意的是,肺部感染的病原在整个病程中并非一成不变的,可以混合感染,也可以在治疗过程中先后或同时发生不同病原的感染,需要持续地评估病情和做出判断,及时调整治疗方案。

肺部感染,尤其是重症感染,早期有效的抗感染治疗对患者的预后及病死率的下降意义重大,在找到病原体前,必须尽快进行有效的经验性抗感染治疗,抗生素的选择,可以根据发病的时间、场所、基础病和危险因素、临床表现、影像学表现、严重程度、既往抗菌药物应用史等判断最有可能的病原体及耐药风险,并尽早进行经验性抗感染治疗。

(一)社区获得性肺炎(参考《中国成人社区获得性肺炎诊断和治疗指南 2016 版》)

社区获得性肺炎(community acquired pneumonia,CAP)指在医院外罹患的感染性肺实质(含肺泡壁,即广义上的肺间质)炎症,包括有明确潜伏期的病原体感染入院后在潜伏期内发生的肺炎。

CAP 致病原的组成和耐药特性在不同国家、地区之间存在着明显差异,且随时间的推移而发生变迁。目前国内多项成人 CAP 流行病学调查结果显示:肺炎支原体和肺炎链球菌是我国成人 CAP 的重要致病原。其他常见病原体包括流感嗜血杆菌、肺炎衣原体、肺炎克雷伯菌及金黄色葡萄球菌。对于特殊人群如高龄或存在基础疾病的患者(如充血性心力衰竭、心脑血管疾病、慢性呼吸系统疾病、肾功能衰竭、糖尿病等),肺炎克雷伯菌及大肠埃希菌等革兰阴性菌则更加常见。我国社区获得性耐甲氧西林金黄色葡萄球菌肺炎仅有儿童及青少年的少量病例报道,但因其病情凶险、病死率高,临床工作中也应该注意及时识别和治疗。

肺结核合并 CAP,应在安排合理病原学检查及标本采样后,需要根据患者年龄、基础疾病、临床特点、实验室及影像学检查、疾病严重程度、肝肾功能、既往用药和药物敏感性情况分析最有可能的病原并评估耐药风险,选择恰当的抗感染药物和给药方案,及时实施初始经验性抗感染治疗。

CAP 初始经验性抗感染药物的选择、常见致病原及常用抗感染药物和用法、主要呼吸道病毒性肺炎的流行病学及临床特征和治疗用药等可参照《中国成人社区获得性肺炎诊断和治疗指南 2016 版》。在选用抗生素治疗时,应充分考虑患者服用抗结核药物种类及注意革兰阴性杆菌感染。

(二)医院获得性肺炎

医院获得性肺炎(hospital acquired pneumonia,HAP)亦称医院内肺炎(nosocomical pneumonia,NP),是指患者入院时不存在、也不处感染潜伏期,而于入院 48 小时后在医院(包括老年护理院、康复院)内发生的肺炎。HAP 在病原学、流行病学和临床诊治上与 CAP 有显著不同。

HAP 的临床表现与 CAP 有相同之处,也有不同,需引起重视,如:临床表现、实验室和影像学所见对 HAP 的诊断特异性甚低,尤其应注意排除肺不张、心力衰竭和肺水肿、基础疾病肺侵犯、药物性肺损伤、肺栓塞和 ARDS 等。粒细胞缺乏、严重脱水患者并发 HAP 时影像学检查可以阴性,卡氏肺孢子虫肺炎有 10%~20% 患者影像学检查完全正常。

准确的病原学诊断对 HAP 处理的重要性甚过 CAP。HAP 患者除呼吸道标本外常规做血培养两次。呼吸道分泌物细菌培养尤需重视半定量培养。培养结果意义的判断需参考细菌浓度。

呼吸道分泌物分离到的表皮葡萄球菌、除奴卡菌外的其他革兰阳性细菌、除流感嗜血杆菌外的嗜血杆菌属细菌、微球菌、肠球菌、念珠菌属和厌氧菌临床意义不明确。在免疫损害宿主应重视特殊病原体(真菌、卡氏肺孢子虫、非结核分枝杆菌、病毒)的检查。不动杆菌、金黄色葡萄球菌、铜绿假单胞菌、沙雷菌、肠杆菌属细菌、军团杆菌、真菌、流感病毒、呼吸道合胞病毒和结核杆菌可以引起 HAP 的暴发性发病,尤应注意监测、追溯感染源、制订有效控制措施。

HAP 的抗菌治疗参照:

1. 经验性治疗

(1)轻、中症 HAP

常见病原体:肠杆菌科细菌、流感嗜血杆菌、肺炎链球菌、甲氧西林敏感金黄色葡萄球菌(MSSA)等。

抗菌药物选择:第二、三代头孢菌素(不必包括具有抗假单胞菌活性者)、β 内酰胺类 /β 内酰胺酶抑制剂;青霉素过敏者选用氟喹诺酮类或克林霉素联合大环内酯类。在选用抗生素治疗时,应充分考虑患者服用抗结核药物种类。

(2)重症 HAP

常见病原体:铜绿假单胞菌、耐甲氧西林金黄色葡萄球菌(MRSA)、不动杆菌、肠杆菌属细菌、厌氧菌。

抗菌药物选择:喹诺酮类或氨基糖苷类联合下列药物之一:抗假单胞菌 β 内酰胺类如头孢他啶、头孢哌酮、哌拉西林、替卡西林、美洛西林等;广谱 β 内酰胺类 /β 内酰胺酶抑制剂(替卡西林 / 克拉维酸、头孢哌酮 / 舒巴坦钠、哌拉西林 / 他佐巴坦);碳青霉烯类(如亚胺培南);必要时联合万古霉素;在选用抗生素治疗时,应充分考虑患者服用抗结核药物种类。当估计真菌感染可能性大时应选用有效抗真菌药物。

2. 抗病原微生物治疗

(1)金黄色葡萄球菌:MSSA 首选:苯唑西林或氯唑西林单用或联合利福平、庆大霉素;替代:头孢唑啉或头孢呋辛、克林霉素、复方磺胺甲噁唑、氟喹诺酮类。MRSA 首选:(去甲)万古霉素单用或联合利福平或奈替米星:替代(须经体外药敏试验):氟喹诺酮类、碳青霉烯类或替考拉宁。

(2)肠杆菌科(大肠杆菌、克雷伯杆菌、变形杆菌、肠杆菌属等):首选:第二、三代头孢菌素联合氨基糖苷类(参考药敏试验可以单用)。替代:氟喹诺酮类、氨曲南、亚胺培南、β 内酰胺类 /β 内酰胺酶抑制剂。

(3)流感嗜血杆菌:首选:第二、三代头孢菌素、新大环内酯类、复方磺胺甲噁唑、氟喹诺酮类。替代:β 内酰胺类 /β 内酰胺酶抑制剂(氨苄西林 / 舒巴坦钠、阿莫西林 / 克拉维酸)。

(4)铜绿假单胞菌:首选:氨基糖苷类、抗假单胞菌 β 内酰胺类(如哌拉西林 / 他佐巴坦、替卡西林 / 克拉维酸、美洛西林、头孢他啶、头孢哌酮 / 舒巴坦钠等)及氟喹诺酮类。替代:氨基糖苷类联合氨曲南、亚胺培南。

（5）不动杆菌：首选：亚胺培南或氟喹诺酮类联合阿米卡星或头孢他啶、头孢哌酮/舒巴坦钠。

（6）军团杆菌：首选：红霉素或联合利福平、环丙沙星、左氧氟沙星。替代：新大环内酯类联合利福平、多西环素联合利福平、氧氟沙星。

（7）厌氧菌：首选：青霉素联合甲硝唑、克林霉素、β内酰胺类/β内酰胺酶抑制剂。替代：替硝唑、氨苄西林、阿莫西林、头孢西丁。

（8）巨细胞病毒：首选：更昔洛韦单用，或联合静脉用免疫球蛋白（IVIG）或巨细胞病毒高免疫球蛋白。替代：膦甲酸钠。

（9）卡氏肺孢子虫：首选：复方磺胺甲噁唑，其中 SMZ 100mg/(kg·d)，TMP 20mg/(kg·d)，口服或静脉滴注，每6小时一次。替代：喷他脒 2~4mg/(kg·d)，肌注；氨苯砜，100mg/d 联合 TMP 20mg/(kg·d)，口服，每6小时一次。

3. 疗程 应个体化。其长短取决于感染的病原体、严重程度、基础疾病及临床治疗反应等。一般的建议疗程：流感嗜血杆菌 10~14 天，肠杆菌科细菌、不动杆菌 14~21 天，铜绿假单胞菌 21~28 天，金黄色葡萄球菌 21~28 天，其中 MRSA 可适当延长疗程。卡氏肺孢子虫 14~21 天，军团菌、支原体及衣原体 14~21 天。

培训要点

1. 咯血窒息的临床表现和抢救措施。
2. 自发性气胸的影像学表现和治疗原则。
3. 呼吸衰竭的分型和氧疗浓度。
4. 肺心病的影像学诊断标准及心电图诊断标准。

课后练习题

1. 选择题

（1）以下哪几项是肺心病的影像学诊断标准？（　　）

A. 右肺下动脉干横径≥15mm

B. 肺动脉段中度凸出或其高度≥7mm

C. 圆锥部显著突出（右前斜位45°）或"锥高"≥7mm

D. 右心室增大

E. 中心肺动脉扩张和外围分支纤细两者形成鲜明对比

（2）咯血的手术适应证（　　）。

A. 24 小时咯血量超过 1500ml，经内科保守治疗无效

B. 一次咯血量超过 500ml，经内科保守治疗无效

C. 反复大咯血,有窒息先兆

D. 一叶肺或一侧肺有明确的不可逆病变,对侧肺组织正常或病变稳定者

E. 双侧肺部广泛活动性结核病灶

(3)心力衰竭的处理包括(　　　)。

A. 利尿剂　　　　　　　　　　　B. 快速大量输入液体

C. 强心药物　　　　　　　　　　D. 血管扩张剂

E. 肾上腺皮质激素

2. 填空题

(1)肺心病临床表现分为(　　　)期和(　　　)期。

(2)自发性气胸可采取(　　　)、(　　　)、(　　　)和(　　　)治疗。

(3)根据动脉血气分析,呼吸衰竭分为(　　　)和(　　　)呼吸衰竭。

(4)一次咯血量超过(　　　)ml 或 24 小时内咯血总量超过(　　　)ml 者为大咯血。

3. 名词解释

(1)自发性气胸。

(2)呼吸衰竭。

(3)咯血。

(4)医院获得性肺炎。

4. 简答题

(1)肺心病心电图诊断标准的主要条件。

(2)自发性气胸的影像学表现。

(3)呼吸衰竭的治疗原则。

(4)咯血窒息的临床表现及其抢救措施。

(陈晓红　聂理会　谭守勇　唐神结)

第九章 特殊人群结核病的治疗

学习目的

1. 充分认识特殊人群结核病的治疗对控制结核疫情的意义。
2. 掌握老年肺结核治疗原则及化疗方案。
3. 掌握儿童结核病治疗的注意事项。
4. 掌握妊娠合并结核病的治疗原则及注意事项。
5. 掌握肺结核合并糖尿病的治疗及其注意事项。
6. 熟悉结核病合并艾滋病的治疗原则及注意事项。
7. 熟悉结核病合并肝病的治疗原则。
8. 熟悉结核病合并肾脏疾病的抗结核药物剂量调整。

第一节 老年结核病

一、老年结核病的特点

老年结核病是指年龄≥60岁以上人群罹患的结核病。

老年人呼吸系统的结构与功能随着年龄的增长而发生衰退性改变,包括呼吸运动效率的减退、部分小气道阻塞及引流不畅、肺组织顺应性下降、肺泡表面积的减少等。此外,老年人的肺组织难以维持蛋白酶与抗蛋白酶,氧化剂与抗氧化剂间的平衡,易受各种细胞释放的蛋白酶的破坏或氧化剂的直接损伤。老年人易患结核病。老年结核病具有起病隐匿、病程长、临床表现不典型、病情重、恢复慢、基础疾病多及治疗期间易出现脏器功能受损等特点。其胸部X线表现也可不典型。因此,老年结核病的误诊率和漏诊率常较高,甚至直至尸检才获确诊。

老年结核病患者的常见临床症状与其他年龄组患者一样,可有不同程度的发热、盗汗、食欲缺乏、消瘦;老年肺结核则还有咳嗽、咳痰,甚至咯血和呼吸困难等症状。临床表现常与病变轻重,起病缓急,有无基础疾病等有关。部分老年患者起病隐匿,无法确定其准确的发病时间,近1/3的老年肺结核患者无明显临床症状。老年患者常有慢性呼吸系统疾病。当肺结核病活动进展时,咳嗽、咳痰、呼吸困难等呼吸系统症状加重,易被误诊为慢性阻塞性肺疾病急性加重或继发感染等,吸烟者则易被误认为慢性"咽炎"而被忽略。老年结核病患者常伴有低蛋白血症、低钾血症、低钠血症及贫血等,易被误诊为慢性营养不良,水、电解质紊乱等。

二、老年结核病的治疗

（一）老年结核病的治疗原则

老年肺结核的治疗原则必须遵循"早期、规律、联用、适量、全程"的原则,此外,还需熟悉老年期生理、代谢改变所引起药代动力学与药效学特点。老年人用药的安全窗在逐步地缩小,因而选药应按最大疗效和最小不良反应为原则,尽量选用不良反应小的杀菌药物。

（二）老年结核病的化疗方案

老年人按年龄段分成 3 种类型,即 60~69 岁为低龄老人,70~79 岁为中龄老人,80 岁以上称为高龄老人。

1. 低龄老人　初复治肺结核均可采用我国推荐的标准化疗方案。应注意监测血常规、肝肾功能等。

2. 中龄老人　以 3~4 种一线抗结核药物为主组成化疗方案,可考虑以 Rft 替代 R。应注意监测血常规、肝肾功能等。

3. 高龄老人　根据患者病情及并发症情况可选用 3~4 种抗结核药物组成化疗方案为宜,避免使用注射类、R 和 Z。应注意监测血常规、肝肾功能等。

（三）老年结核病治疗的注意事项

1. 慎用氨基糖苷类药物和卷曲霉素。

2. 治疗期间注意监测肝肾功能和血常规等。

3. 注意合并药物间的相互作用。

4. 根据各种基础疾病、并发症和年龄等,可酌减抗结核药物的剂量。

第二节　儿童结核病

一、儿童结核病的特点

儿童初次感染结核分枝杆菌时,机体对结核分枝杆菌高度敏感,淋巴系统易受累,易于发生血行播散,感染结核分枝杆菌后,儿童较成人更易进展为结核病。儿童肺结核含菌量相对较少,空洞性病变较少,因幼儿咳痰较困难,痰液或胃液抗酸杆菌涂片及培养阳性率低,且结核菌素试验在免疫抑制儿童和严重播散性结核病患者呈无反应性,导致儿童结核病较成人诊断更困难。原发结核病是儿童结核病的主要临床类型,儿童原发性肺结核呼吸道症状常不明显,随病情进展,常可出现支气管受压症状,如痉挛性咳嗽、气促和喘鸣等。儿童服用抗结核药物的药代动力学参数与成人不同,部分药物在儿童代谢较快,儿童服用抗结核药物不良反应相对较少。

二、儿童结核病的治疗

（一）治疗原则

儿童结核病的治疗原则与成人相同,即早期、适量、联合、规律、全程。

（二）抗结核化学治疗

1. 化疗方案　常用初治化疗方案为 2HRZ/4HR、2HRZE（S）/4HR（E）,如未使用 PZA 则总疗程需延长至 9 个月；重症肺结核（粟粒性肺结核、干酪性肺炎）或合并支气管结核者，治疗方案为 3HRZS（E）/9HR（E）；以合并肺外结核者，上述方案总疗程可为 12~18 个月。

2. 抗结核药物使用剂量　异烟肼 7~15mg/（kg·d）（最大量不超过 300mg/d），利福平 10~20mg/（kg·d）（最大量不超过 600mg/d），链霉素 15~20mg/（kg·d）（最大量不超过 1000mg/d），吡嗪酰胺 20~30mg/（kg·d），乙胺丁醇 15~25mg/（kg·d），乙（或丙）硫异烟胺 10~15mg/（kg·d）（最大量不超过 1000mg/d），阿米卡星 10~15mg/（kg·d）（最大量不超过 1000mg/d），卷曲霉素 10~15mg/（kg·d）（最大量不超过 1000mg/d），环丝氨酸 10~20mg/（kg·d）（最大量不超过 1000mg/d），对氨基水杨酸钠 150~200mg/（kg·d）（最大量不超过 12 000mg/d）。

3. 儿童耐多药结核病的治疗　参见耐多药结核病章节治疗原则，并根据年龄、体重、病情等调整药物种类和剂量。

4. 注意事项

（1）儿童用药剂量应以千克体重计算，最大剂量不超过成人剂量。

（2）有多种肝损伤药物联合使用时，每种药物最好使用推荐剂量的最低限；小儿联合使用异烟肼、利福平时，两者剂量最好各不超过 10mg/（kg·d），以免损害肝脏功能。

（3）使用链霉素或其他氨基糖苷类药物时，需履行告知义务并进行听力监测，家族中有药物性耳聋的患儿应禁用。剂量以不超过 20mg/（kg·d）为宜，最大剂量为 1000mg/d。

（4）乙胺丁醇使用需谨慎。由于该药物有视神经毒性作用，6 岁以下视神经发育尚不完善，而且小儿不会表述视力变化，药物毒性反应不易早期发现，最好不使用乙胺丁醇。

（5）对于年龄小于 5 岁、体重低于 10kg 的儿童避免使用氟喹诺酮类药物。

（6）儿童对较长期的抗结核治疗依从性差，应坚持直接面视下的督导化疗。

（7）儿童处于生长发育期，组织器官功能尚不成熟，治疗期间应注意对肝肾功能、血常规等药物不良反应的监测。

第三节　结核病合并妊娠

一、结核病合并妊娠的特点

结核病合并妊娠一般有两种情况：一是结核病在先，在结核病治疗期间发生妊娠；二是妊娠在先，在妊娠期间发现结核病。临床上后者较前者更多见。其早期症状和体征是结核病的症状和体征加妊娠反应，但往往并不同步出现，如果先妊娠则可妊娠反应在先，结核症状在后；也可先有结核，则表现为结核症状在先，妊娠反应在后。妊娠期间胎儿处于发育成形过程中，孕妇在不知情的情况下，接受了早期不该应用的或禁用的抗结核药品，有可能会导致胎儿发育缺陷或先天畸形。应该注意的是结核病治疗期间发生妊娠，患者经过一段时间抗结核治疗，咳嗽咳痰及结核中毒症状已好转或消失，仅表现恶心、呕吐和食欲不振等早孕反应症状，或者是月经不规律、闭经等容易被以为是抗结核药品的反应，尤其是患者故意隐瞒性生活史时易误诊。

二、结核病合并妊娠的治疗

（一）治疗原则：采用分阶段处理原则。

一般在妊娠期根据妊娠的不同阶段分段选药治疗。

1. 妊娠 3 个月以内治疗　建议病情较轻,不排菌,结核中毒症状不明显的患者,在患者本人及家属知情同意下,充分休息和密切观察下等待妊娠 3 个月以后抗结核治疗。建议病情较重的患者,如血行播散性肺结核、结核性脑膜炎、结核性胸膜炎伴胸腔积液或肺内病变广泛及严重等,尽早给予充分的抗结核治疗,待结核中毒症状得到改善、病情有效控制(一般在抗结核至少 4 周)后终止妊娠。对病情较重拒绝终止妊娠的患者应告知患者本人及亲属抗结核药物对未发育成形的胎儿可能导致畸形、死胎等不良后果,谨慎用药。

2. 妊娠 3 个月以后处理　无论是否选择终止妊娠均需要抗结核治疗。选择终止妊娠的患者应积极抗结核治疗,临床症状好转后采用中期引产方式终止妊娠。

(二)化疗方案组成

1. 妊娠 3 个月内抗结核治疗　INH、EMB 和 PZA 对胎儿没有不良影响,可以常规选用。若患者病情严重继续妊娠会影响孕妇安全,可选择合理有效的抗结核治疗方案,待结核中毒症状得到改善(一般在抗结核治疗至少 4 周)后终止妊娠。

2. 妊娠 3 个月以后处理　无论是否选择终止妊娠均需要规范抗结核治疗。对于选择接受抗结核治疗并继续妊娠的患者可给予 INH、EMB、RFP 和 PZA 进行治疗。对于选择终止妊娠的患者无选药禁忌,应对患者充分化疗并使临床症状好转后以中期引产方式终止妊娠。

(三)终止妊娠的指征

一般认为以下情况可考虑终止妊娠:

(1)肺结核进展期病变广泛且伴空洞形成者。

(2)肺结核合并有肺外结核,尤其是结核性脑膜炎、结核性心包炎、骨结核等,病情重需长期治疗者。

(3)耐多药或广泛耐药肺结核患者,需要用注射类药物等对胎儿有明确损害的药品。

(4)结核病伴心、肝、肾功能不全,不能耐受妊娠、自然分娩及剖宫产术。

(5)严重妊娠反应经治疗无效者。

(6)HIV 感染或 AIDS 孕妇。

(四)注意事项

1. 注意密切监测药物不良反应　妊娠期间要密切监测药物不良反应,强化期可每 2 周左右查肝肾功能和血常规等,有不适症状出现要随时复查。巩固期复查时间根据情况可适当延长。

2. 注意监测孕妇和胎儿生命体征变化。

3. 对于选择继续妊娠的患者全程禁用氨基糖苷类药物、卷曲霉素、丙硫异烟胺和乙硫异烟胺,妊娠 3 个月内不用利福霉素类药物,慎用氟喹诺酮类药物。

4. 终止妊娠要充分抗结核治疗基础上择期安排。

第四节　肺结核合并糖尿病

一、肺结核合并糖尿病特点

糖尿病是由胰岛素相对或绝对分泌不足或(和)胰岛素作用受损(胰岛素抵抗)而引起的一组以高血糖为特征的,同时伴有脂肪、蛋白质,乃至水、电解质、酸碱代谢紊乱的慢性代谢性疾病。糖尿病是遗传因素和环境因素共同作用的结果,但糖尿病遗传的不是糖尿病本身,而是糖尿病的易感性。环境因素是发生糖尿病的诱因。糖尿病是结核病的重要相关性疾病之一,糖尿病患者是结核病的高发人群,其结核病患病率比普通人群的结核病患病率高4~8倍,糖尿病控制不良组的结核病发病率是糖尿病控制良好组的3倍。反之,作为感染的因素,活动性结核病的发热等结核中毒症状,也可加重糖尿病,甚至诱发酮症酸中毒。一般认为糖尿病先于肺结核者占多数,占70%~85%,其次为同时发现或肺结核先于糖尿病。我国两病并发率为16.0%~24.0%。

二、肺结核合并糖尿病的治疗

(一)糖尿病的治疗

因糖尿病与肺结核两病互相影响,互为因果,治疗时必须坚持两病兼治的原则。由于糖尿病对肺结核的影响更大于肺结核对糖尿病的影响,因此在治疗中首先要积极控制好糖尿病,肺结核治疗的疗效预后,很大程度上取决于糖尿病控制程度和稳定情况。糖尿病治疗包括健康宣传教育、饮食控制、适当运动和合理应用降血糖药物等综合性治疗。

1. 饮食控制　饮食控制是糖尿病的基础治疗,两病并存时,饮食控制应适当放宽。总热量及蛋白质的摄入量应较单纯糖尿病多。原则是在满足总热量恒定下,采用低糖、高纤维、适量蛋白、适量脂肪饮食。

2. 口服降血糖药物治疗　可根据血糖,选用各类口服降糖药及调整剂量。

(1)磺脲类降糖药物:它作用于胰岛B细胞表面的受体促进胰岛素释放,其降糖作用有赖于尚存的相当数量(30%以上)有功能的胰岛B细胞组织。包括短效作用的格列喹酮(糖适平)、格列吡嗪(美吡达),中长效作用的格列本脲(优降糖)、格列齐特(达美康)、格列美脲(加普丁)等。

(2)双胍类药物:它可增强组织对葡萄糖的摄取和利用;加速无氧糖酵解;抑制葡萄糖异生;抑制或延缓葡萄糖在胃肠道吸收,改善糖代谢。主要有二甲双胍。

(3)葡萄糖苷酶抑制剂:拜糖平,可延缓吸收,降低餐后血糖。

3. 胰岛素的应用　并发糖尿病的中、重度肺结核,或轻度肺结核合并肺外结核,或是血行播散性肺结核者是接受胰岛素治疗的适应证。胰岛素用量必须个体化,具体用量的计算方法与单纯糖尿病相同,可根据血糖情况酌量使用,不仅有利于糖尿病的及早控制,减少并发症,并可提高抗结核药物的疗效,防止结核病的继续恶化,促进病变吸收好转。

4. 糖尿病并发症的治疗　包括糖尿病酮症酸中毒、高渗性非酮症性糖尿病昏迷、乳酸性酸中毒及低血糖症等均应积极治疗。

(二)肺结核合并糖尿病的抗结核治疗

抗结核药物应用的原则和方案见第五章"肺结核的化学治疗"。强化期以异烟肼、利福平、乙胺丁醇、吡嗪酰胺治疗,巩固期可采用异烟肼、利福平、乙胺丁醇治疗,疗程一般为9~12个月,必要时可延长至1年半。

(三)肺结核合并糖尿病治疗注意事项

1. 异烟肼可干扰碳水化合物的代谢,导致血糖上升,还可加重糖尿病性神经病变。

2. 链霉素、卡那霉素、阿米卡星及卷曲霉素等有一定肾毒性,对糖尿病肾病、肾功能受损者有明显的不利影响,应避免使用,如临床治疗十分需要,在密切观察肾功能、尿常规条件下,根据肾功能酌情减量。吡嗪酰胺可抑制肾小管对尿酸的排泄,可加重血尿酸的增高,并可使糖尿病难以控制,而糖尿病又可加重部分患者的关节痛。

3. 乙胺丁醇偶可发生球后视神经炎,尤其是剂量较大时。如已有糖尿病视网膜病变,应慎用。

4. 利福平是肝微粒体酶的诱导剂,可加速甲苯磺丁脲等磺脲类药物的灭活,缩短半衰期,降低其降糖作用,而影响糖尿病的治疗,应注意调整相关降糖药物的剂量。

5. 氧氟沙星、左氧氟沙星主要通过肾脏经尿排出,糖尿病肾病、肾功能受损者剂量宜酌减。

第五节 肺结核合并硅沉着病(矽肺)

一、肺结核合并硅沉着病特点

矽肺(又称硅沉着病)是尘肺中最为常见的一种类型。它是由于长期吸入大量含有游离二氧化硅粉尘所引起,以肺部广泛结节性纤维化为主的疾病。硅沉着病是肺结核病的易患人群,而肺结核则是硅沉着病的重要并发症和主要死因之一。硅沉着病并发肺结核病后称为肺结核并矽肺(硅沉着病结核)。肺结核合并硅沉着病发生率非常高,高达 20%~50%。其发病率随硅沉着病病期进展而增加,Ⅰ~Ⅱ期并发肺结核为 20%~40%,Ⅲ期达 70%~80%。硅沉着病直接死因中肺结核占 45%。硅沉着病并发结核时,两病相互影响,加速病情恶化。患者可出现结核中毒症状,痰中找到结核杆菌。结核空洞常较大、壁较厚,形态不规则,多为偏心,内壁有乳头状凸起,形如岩洞。结核病变周围胸膜增厚。随着耐药结核病的增多,硅沉着病合并耐药结核病也逐渐涌现。

二、肺结核合并硅沉着病治疗

(一)硅沉着病的治疗

硅沉着病病主要病理改变是硅结节形成和肺间质纤维化,现有的治疗药物及方法仅有一定的延缓纤维化进展、改善症状的作用,无法根治。目前,提倡对因、对症综合治疗,即在保健、运动、物理康复、营养支持治疗等疗法的基础上,应用抗纤维化、减轻或控制非特异性炎性反应、调节免疫功能、抗脂质过氧化等药物,依患者的病情进行肺灌洗,同时预防并积极治疗并发症,达到延缓病情进展、延长患者寿命、提高生活质量之目的。

1. 药物治疗

(1)克矽平:对矽尘破坏巨噬细胞过程中有保护作用,具有阻止或延缓硅沉着病进展的作用。对改善患者一般情况及呼吸道症状较明显。用法:以 4% 克矽平水溶液 8~10ml,每日喷雾吸入 1 次,3 个月为一疗程,隔 1~2 个月后,复治 2~4 疗程,以后每年复治 2 个疗程。

(2)其他有哌喹类(以哌喹和磷酸羟基哌喹为主)、柠檬酸铝、矽宁、复方色甘酸钠等。目前提倡联合用药,根据不同药物对肺部病变的作用机制不同,通过联合用药,减少单药剂量,改变用药途径等方法,达到降低毒副作用、提高疗效之目的。联合用药对病变的进展有明显抑制作用,且不良反应均低于单一用药。目前常用的联合用药方案如:粉防己碱(汉甲素)+羟基哌喹(羟哌),汉甲素+克矽平,柠檬酸铝+羟哌。抗氧化剂包括 N2-乙酰半胱氨酸、氨溴索、维生素 E、维生素 C、21-氨基类固醇和硒元素等,能够降低硅尘对巨噬细胞的损伤。

(3)中药治疗:选用粉防己碱、复方霜桑叶合剂、瓜蒌合剂、矽肺宁、复方白芨片、黄根片、千金藤素、氧化苦参碱、螺旋藻等。

2. 肺灌洗治疗 肺灌洗治疗可清除粉尘、吞尘巨噬细胞及其产生的致炎症、致纤维化因子,有去除病因、改善呼吸功能、缓解症状等效果,具有药物不可替代,病因、对症同时治疗及其确切满意的疗效等优势,是治疗硅沉着病的一种安全有效的实用技术。

(二) 抗结核治疗

抗结核药物应用的原则和方案见第五章"肺结核病的化学治疗"。

1. 初治病例的化学治疗 国内外文献证实,短于9个月的方案复发率高,疗效不肯定。强化期不能低于3个月。目前采用初治方案一般为12~18个月方案,如:3HRZE/9HRE、3SHRZ/9HRZ、3HRZE/15HR。

2. 复治病例的化学治疗 制订化疗方案时尽量选用敏感药,对不耐药者可用一线药物,强化期药物不宜少于4种,强化时间以3~6个月为宜。总疗程18~24个月。常用方案如:3HRZSE/6HRZE/9HRE、6HRZSE/12HRE、3HRZES/9HRZ/12HR。

3. 耐多药病例的化学治疗 见第六章。

第六节 结核病合并艾滋病

一、结核病合并艾滋病特点

结核分枝杆菌感染是人类免疫缺陷病毒感染者/艾滋病患者(HIV/AIDS)最为常见的机会感染之一,也是AIDS患者死亡的重要原因。据WHO报告,2015年新发结核病患者中110万(11%)合并HIV感染,结核病死亡者中36万合并HIV阳性。

由于HIV感染者机体免疫力的下降,免疫系统不能阻止结核分枝杆菌的生长与播散;此外,HIV感染对体内的γ-干扰素(IFN-γ)、白介素-2(IL-12)等炎性细胞因子的分泌产生影响,从而改变体内炎性细胞的分泌水平,导致HIV感染者容易感染结核分枝杆菌。HIV阴性者感染结核分枝杆菌后,一生中有5%~10%的机会发生结核病,而HIV阳性患者感染结核分枝杆菌后,一生中有50%的机会发生结核病。反之,结核分枝杆菌可以在HIV侵入靶细胞、病毒的转录、潜伏以及传播这几个关键的阶段起促进作用,缩短HIV感染的潜伏期,加速发展为AIDS。可见,HIV感染与结核杆菌感染两者相互影响,相互促使疾病发展,HIV感染者/艾滋病患者并发结核病的临床表现、治疗、预防也有其特点。

二、结核病合并艾滋病的治疗

(一) 抗反转录病毒治疗

抗反转录病毒治疗(ART)是艾滋病最根本的治疗方法。而且需要终生服药。治疗目标:①减少HIV相关疾病的发病率和病死率,减少非艾滋病相关疾病的发病率和病死率,使患者获得正常的期望寿命,改善生活质量;②抑制病毒复制,使病毒载量降低至检测下限并减少病毒变异;③重建或者维持免疫功能;④减少异常的免疫激活;⑤减少HIV的传播,预防母婴传播。

1. 抗病毒药物 包括核苷类反转录酶抑制剂(NRTIs)、非核苷类反转录酶抑制剂(NNRTIs)和蛋白酶抑制剂(PIs)等。

2. 抗病毒治疗的起始时间 对于艾滋病合并结核病所有患者均建议先给予抗结核治

疗,之后应在 8 周内启动 ART。对于 CD4$^+$ T 淋巴细胞计数 <200 个 /μl 的患者,应在抗结核治疗 2 周内开始 ART。

（二）抗结核治疗

结核病合并 HIV 感染者的抗结核治疗原则与非 HIV 感染患者相同,目前肺结核合并 HIV 感染者的抗结核治疗方案为:2HREZ/4HR,每日给药。

（三）免疫重建综合征的治疗

免疫重建综合征是指 HIV/TB 患者在抗结核治疗联合抗反转录病毒治疗后免疫功能恢复过程中出现的一组临床综合征,主要表现为发热、原有感染加重。对于严重的免疫重建综合征,可应用强的松治疗（1~2mg/kg 服用 1~2 周,然后逐渐减量）。

（四）结核病合并艾滋病治疗注意事项

1. 尽量不选择与抗病毒药物有毒性叠加的抗结核药物。

2. 对耐利福平的单或多耐药结核病、耐多药结核病、广泛耐药结核病,原则上不选择利福霉素类药物。利福霉素类药物与抗病毒药物通过诱导细胞色素 P450-3A 系统而相互作用,可使治疗无效或不良反应增加。在利福霉素类药物中 RFP 的诱导作用最强,其次为 Rft,Rfb 最弱,所以利福霉素类药物选用次序为:Rfb、Rft、RFP。

3. 尽量避免氟喹诺酮类药物与去羟肌苷联用,若必须联用,应在服用氟喹诺酮类药物前 6 小时或 2 小时后服用去羟肌苷。

4. 应避免使用氨硫脲,因为可能导致 HIV 感染者 Stevens-Johnson 综合征。

5. 在 TB/HIV 高流行的地区,鉴于注射器感染和 HIV 患者过于消瘦,在可能的情况下,避免肌内注射链霉素。

（五）HIV 感染者预防性抗结核治疗

为了减少 HIV 感染者 / 艾滋病患者潜伏结核感染发展为临床结核病,建议对于 HIV 感染者给予预防性抗结核治疗,具体如下:

1. 对于无活动性结核病依据的 HIV 感染成人和青少年均应给予预防性抗结核治疗。

2. 对于结核菌素皮肤试验阳性或不知其结果且无活动性结核病依据的 HIV 感染成人和青少年均应接受 6 个月异烟肼预防性抗结核治疗。

3. TST 对于是否需要进行预防性抗结核治疗不是必需的。

4. 对于进行预防性抗结核治疗的 HIV 感染者不会增加异烟肼继发性耐药的危险性。

5. 对于 >12 个月的 HIV 感染儿童无论是否有 TB 接触史且无活动性结核病依据均应给予 6 个月异烟肼预防性抗结核治疗［10mg/（kg·d）］。

第七节　结核病合并精神疾病

一、结核病合并精神疾病的特点

结核病合并精神疾病在临床上并不多见,但在诊断和治疗上存在一定困难,这类患者必须在精神科医师的指导下联合用药。

（一）发病情况

据世界卫生组织估计,全球精神分裂症的终生患病率大概为 3.8‰ ~8.4‰。我国精神分裂症的终生患病率为 6.55‰。国内报道精神分裂症合并结核病的比例为 1.33% ~2.30%,为普通人群结核病患病率的 2.9~5.5 倍。

（二）精神分裂症的临床分型及表现

大多数精神分裂患者初次发病的年龄在青春期至 30 岁之间。起病多隐匿,急性起病者较少。精神分裂症临床分为偏执型、紧张型、青春型、单纯型,表现错综复杂,可出现各种精神症状。

1. 前驱期症状　在出现典型的精神分裂症症状前,患者常伴有异常的行为方式及态度变化。由于这种变化较缓慢且不引人注目,可能持续几个月甚至数年,一般并未被视为病态表现。

2. 精神症状

（1）思维障碍:思维障碍为精神分裂症最主要、最本质的症状,导致患者认知、情感、意志和行为等精神活动的不协调与脱离现实,即所谓"精神分裂",包括:①思维形式障碍:又称联想障碍;②思维内容障碍:主要指妄想。

（2）感知觉障碍:幻觉为精神分裂症最突出的感知觉障碍,以言语性幻听最为常见。其内容可以是争论性、评论性或命令性的。患者行为常受幻听支配,由此出现侧耳倾听、发怒、恐惧、大笑、喃喃自语等。

（3）情感障碍:情感迟钝或平淡为主要表现。部分患者表现为抑郁、焦虑、思维不协调、情感倒错等。

（4）意志和行为障碍:可表现为意志减退:活动减少,缺乏主动性,行为孤僻、被动、退缩;意向倒错:食用异物如尿液、粪便、昆虫、草木,自伤倾向;紧张综合征:全身肌张力增高,交替出现紧张性木僵和紧张性兴奋;也可表现为行为愚蠢、幼稚、突然无目的冲动行为,或行为不受自身意愿支配。

（三）精神分裂症对结核病的影响

1. 神经系统功能紊乱,免疫功能下降　精神分裂症尤其是慢性患者,由于高级神经系统活动发生较严重的障碍,导致机体抵抗力下降,易受结核分枝杆菌感染。

2. 精神症状及药物副作用的影响　受精神症状或抗精神病药物副作用的影响,患者的躯体症状常被忽略,结核病的发现时间普遍迟于普通人群,发现时病情常较为严重。抗结核治疗依从性差,拒药、藏药行为多见,出院后多数患者难以坚持到抗结核治疗疗程结束。

3. 社会经济因素。缺乏关怀、经济窘迫、诊疗滞后、督导困难时等均可导致结核病患病率增高。

（四）结核病的神经精神症状

结核病除中枢神经系统结核外,是否直接引起精神症状尚无定论。在结核病的恶化过程中亦可出现精神症状。随着病情控制精神症状亦趋消失。

1. 类神经症型　以焦虑、忧郁、多疑、善怒等情绪性症状为常见表现,可伴有肌肉颤动等肌肉兴奋性增高症状。发病前有显著的精神刺激因素,或恐惧担心病情恶化、经济困难、停课停工、传染家人等心理负担加重情况。

2. 类精神分裂症型　以分裂样症状为主要表现,包括:兴奋、躁动、思维散漫、被害妄想等。其共同特点为阵发性,结核病复发或恶化时精神症状随之加重,结核病症状改善后很快恢复。

3. 意识障碍型　在气急、发绀、缺氧症状加重时出现。具有阵发性、波动性的特点。常表现为头晕、嗜睡、意识模糊、定向丧失、错认、失认、不自主动作如"循衣摸床""撮空理线",

严重时处于昏迷状态。随着肺部病灶好转，其意识也逐渐转清。

二、结核病合并精神疾病的治疗

（一）结核病合并精神疾病的治疗原则

治疗原则为抗精神疾病和抗结核治疗并重。当精神分裂症患者处于发病阶段，应首先考虑实施抗精神疾病治疗；治疗期间监测抗结核药物异烟肼、利福霉素类和氟喹诺酮类药物对患者精神症状、抗精神疾病药物血药浓度和疗效的影响。

（二）结核病合并精神疾病的治疗方案

1. 精神分裂症的治疗

（1）一旦确定精神分裂症的诊断，必须立即给予药物治疗。根据临床症状群的表现，可选择一种非典型药物如利培酮、奥氮平、喹硫平、齐拉西酮或阿立哌唑，也可选择典型药物如氯丙嗪、奋乃静、氟哌啶醇或舒必利。

（2）以单一治疗为主，从小剂量开始逐渐加到有效治疗量。

（3）如果已达到足剂量和足疗程仍无效者，酌情加量或考虑换用另一种化学结构的非典型或典型药物。

（4）应定期评价疗效以调整治疗方案。同时评定药物不良反应。

2. 结核病的治疗

（1）在精神症状尚未完全控制时，避免应用异烟肼及氟喹诺酮类药物等可能诱发或加重精神症状的药物。

（2）在抗精神病药物良好控制精神症状的情况下，可以遵循结核病化疗原则和方案应用药物。

（三）结核病合并精神疾病的注意事项

1. 重视抗结核药物与抗精神病药物相互作用。避免两类药物合用后出现相互作用，以确保临床疗效及用药安全。主要选择第二代非典型抗精神病药物，包括氯氮平、奥氮平等，其中氯氮平为最常用药物。氯氮平血药浓度可因利福平和利福喷丁对细胞色素 P450 酶诱导作用而显著降低，故在应用氯氮平时推荐应用对 P450 酶诱导作用较弱的利福布汀抗结核治疗。奥氮平的药物代谢转换酶尿苷二磷酸—葡萄糖醛酸转移酶受利福霉素类药物影响小，可以替代氯氮平进行抗精神病治疗。

2. 异烟肼可导致周围神经炎、精神障碍和癫痫大发作等，发生率为 2%~3%。当出现异烟肼所致的精神障碍，可首选兼具治疗精神分裂症和心境障碍双重作用的非典型抗精神药物，如奥氮平、奎硫平等，并补充足量的维生素 B_6。

3. 精神疾病合并结核病患者的依从性差，必须加强督导及社会支持，使其顺利完成治疗。

第八节　结核病合并肝病

一、结核病合并肝病的特点

各型急慢性肝炎、肝硬化、酒精性肝病、各种药物性肝病、肝癌等均可导致肝功能不全，此外，还有各种容易致肝损害的高风险人群，如老年人等。据估计，我国目前有慢性肝病合并活动肺结核的患者已超过 60 万人。肝脏疾患时，药物清除率下降，生物半衰期延长，游离药物浓度增加,从而增加了药效和毒性。肝病患者对抗结核药物耐受性差,引起的肝损伤率明显增高。现有的数据显示,抗结核治疗时出现肝损伤的危险性,乙肝患者为非乙型肝炎患者的 5.83 倍;丙肝患者为非丙型肝炎患者的 5 倍。发生肝功能损伤的时间大部分在用药 1~2 个月内,有少数发生在治疗后 5~12 个月,肝功能损伤的严重程度较一般人群严重。在我国,不少慢性肝病患者因此反复停药或中途换药,造成不规则治疗,这也是引起细菌耐药性,甚至耐多药结核病的重要因素之一。

二、结核病合并肝病的治疗

(一)抗结核药物对肝脏的影响

临床常见引起肝功能损害的药物有异烟肼、利福平、吡嗪酰胺、丙硫异烟胺、对氨基水杨酸钠、利福布汀、利福喷丁等。氟喹诺酮类药物、乙胺丁醇、氯法齐明、克拉霉素和阿莫西林 / 克拉维酸钾等发生肝损伤的频率较低,氨基糖苷类、环丝氨酸和利奈唑胺等则几乎无肝损伤的报道。

(二)结核病合并肝病的治疗原则

结核病合并肝病时的化疗原则仍需遵循结核病化疗原则,但更强调早期和适量,具体选用何种抗结核药物仍应根据肝病和结核病的病情而定。

1. 凡有肝炎病史,又有药物或食物过敏史者,即使多年来肝功能正常,抗结核药物引起肝损伤的发生率亦明显增多,且停药后肝损伤继续加重,因此,在选择抗结核药物时慎用对肝毒性较大的抗结核药物,如利福平、吡嗪酰胺、乙(丙)硫异烟胺、对氨基水杨酸钠及氨硫脲等。

2. 单项 HbsAg 阳性者仍可应用常规抗结核药物,但应定期复查肝功能,在治疗过程中如发生轻度的单项 ALT 增高,可在不减少抗结核药物的情况下继续观察,或加用保肝药物。若 ALT 升高明显或速度较快,则应适当减量或暂时停药。如 ALT 升高的同时伴有黄疸和(或)食欲缺乏、恶心、呕吐等消化道症状,则应高度警惕患者发生急性或亚急性重症肝炎,在无其他原因可以解释的情况下,必须立即停用所有对肝脏有毒性的药物,同时积极保肝治疗。

3. 对于多项病毒感染指标阳性,尤其有 ALT 增高的患者,应在保肝治疗及密切监测的基础上,酌情选择氨基糖苷类、异烟肼、对氨基水杨酸异烟肼、利福喷丁、氟喹诺酮类等对肝脏毒性较小的抗结核药物组成化疗方案,并适当延长疗程。

4. 对于肝硬化等重症晚期肝病患者应尽量选择对肝脏无毒性的药物,如氨基糖苷类、乙胺丁醇、氟喹诺酮类等,必要时可加用异烟肼。治疗过程中应严密监测患者肝功能,根据肝功能情况及时调整药物剂量和种类。必要时可改每天给药为隔天给药,以减少肝功能损伤发生率。

(三)结核病合并肝病治疗的注意事项

1. 对于合并慢性乙型肝炎患者,若有抗病毒治疗指征,则应采用核苷类药物抗病毒治疗,同时或稍后进行抗结核治疗;对于合并丙型肝炎患者,若肝功能情况良好,建议先进行抗结核治疗,再给予抗病毒治疗。

2. 开始用抗结核药物时宜小剂量,必要时进行血药浓度监测,做到给药方案个体化。

3. 注意药物相互作用,避免同时使用其他肝毒性药物。

4. 在合理选用抗结核药物的同时进行保肝和营养支持治疗,同时加强肝功能的监测。

第九节 结核病合并肾脏疾病

一、结核病合并肾脏疾病的特点

结核病合并肾脏疾患的病因较为复杂,可在肾病的基础上感染结核分枝杆菌,或者结核分枝杆菌从原发病灶经血流达到肾脏引起继发感染。慢性肾脏病患者免疫力低下,易发生多种病原菌感染,包括细菌、真菌、病毒等,结核分枝杆菌感染亦不少见。慢性肾衰竭患者并发结核病时,以肺外结核多见,可侵犯淋巴结、纵隔、中枢神经系统、肾脏、肝脏、腹膜等,以淋巴结结核最为多见。临床症状不典型,常无结核中毒症状,PPD 皮试常为阴性,胸片亦可能正常,为临床诊治带来困难。接受透析的终末期肾病患者 1 年内发生结核的风险是其他人群的 4.13 倍。慢性肾脏疾病合并结核病患者在接受抗结核药物治疗时,不良反应发生率要高于普通人群,并可能加重原有的肾脏损害,必须加以监测。

二、结核病合并肾脏疾病的治疗

1. 结核病合并肾脏疾病患者抗结核治疗药物剂量应根据肌酐清除率进行调整,参见表 9-1。抗结核治疗疗程 9~12 个月。
2. 避免或减少使用对肾脏毒性大的药物。
3. 注意药物相互作用,特别避免与有肾毒性的药物合用。
4. 必要时进行血药浓度监测,设计个体化给药方案。
5. 定期检查肾功能,依据肾小球滤过率、肌酐清除率及时调整治疗方案和药物剂量。
6. 若出现急性肾功能衰竭时,采用血液净化或腹膜透析治疗,透析还有助于药物的清除。

表 9-1 结核病肾功能不全患者部分抗结核药物使用剂量的调整[1]

药物	用药剂量与方法变更与否	肌酐清除率 <30ml/min[2] 或血液透析患者推荐剂量[3] 和频率	
		剂量	用法
异烟肼	否	300mg/d	每日 1 次
利福平	否	450~600mg/d	每日 1 次
吡嗪酰胺	是	25~35mg/(kg·次)	每周 3 次
乙胺丁醇	是	15~25mg/(kg·次)	每周 3 次
链霉素[4]	是	12~15mg/(kg·次)	每周 2~3 次
阿米卡星[4]	是	12~15mg/(kg·次)	每周 2~3 次
卷曲霉素[4]	是	12~15mg/(kg·次)	每周 2~3 次
氧氟沙星	是	600~800mg/次	每周 3 次
左氧氟沙星	是	750~1000mg/次	每周 3 次
莫西沙星	否	400mg/d	每日 1 次
加替沙星	是	400mg/次	每周 3 次
环丝氨酸	是	250mg/d[5]	每日 1 次

续表

药物	用药剂量与方法变更与否	肌酐清除率 <30ml/min[2] 或血液透析患者推荐剂量[3] 和频率	
		剂量	用法
乙/丙硫异烟胺	否	600~800mg/d	每日 2~3 次
对氨基水杨酸[6]	否	800~1200mg/d	每日 1~3 次
利奈唑胺	否	300~600mg/d	每日 1 次
氯法齐明	否	100~300mg/d	每日 1~2 次
克拉霉素	是	500mg/d	每日 1~2 次

说明:

1. 部分药物因缺乏具体数据而未在本表中列出,使用时请参考各组抗结核药物的介绍和药品说明书。

2. 肌酐清除率估算公式:

男性:理想体重(kg)×(140- 年龄)/72× 血清肌酐(mg/dl);

女性:0.85× 理想体重(kg)×(140- 年龄)/72× 血清肌酐(mg/dl)。

3. 尽量按标准剂量给药,以充分利用大多数抗结核药物浓度依赖的特性,患者不能耐受时除外。

4. 由于会增加耳毒性和中毒性肾损伤的风险,肾功能不全患者慎用。

5. 也可以调整为 500mg,隔日 1 次,但是否合适均无定论。注意监测神经毒性症状(有条件情况下,可进行血药浓度检测,作为剂量调整的依据)。

6. 对氨基水杨酸钠盐剂型可能导致钠负荷过重,应避免对肾功能不全患者使用,以避免钠潴留

第十节 结核病合并其他免疫缺陷病

一、结核病合并免疫缺陷病的特点

免疫缺陷患者对结核病易感性增高,并发结核病患病率增加。近二十余年来免疫缺陷患者增加,除了 HIV 感染和流行外,其他因素(如疾病和药物)引起者也日渐增多。这类患者包括:风湿免疫性疾病、器官移植者、肿瘤、造血干细胞移植、免疫抑制剂应用等。这类患者的免疫缺陷多为基础疾病和(或)免疫抑制药物所致,与免疫正常患者相比,免疫缺陷患者并发结核病在临床上有不少特点。基础疾病、激素或其他免疫抑制剂可干扰和掩盖结核病的症状、体征;基础疾病或并发症如其他病原体感染、药物反应、移植受体的排异反应等在临床表现上与结核病的症状体征很难区分。

虽然免疫缺陷者并发肺结核与免疫正常人群肺结核一样可以缓慢起病,但是起病急骤者不少,部分患者进展极快,可死于急性呼吸衰竭。

近 60% 患者缺少呼吸道症状,尤其在发病早期,在播散性肺结核中,气急常见。发热是大多数免疫缺陷者并发结核病患者的首发症状,肝脾肿大较为多见。

肺结核易出现对侧或者广泛支气管播散;器官移植者易并发血行播散性结核病,肝、脾、骨髓受累占 20%~40%,骨关节和皮肤受累占 5%~10%。免疫缺陷者并发结核病可表现为无反应性结核病,主要累及单核巨噬细胞系统的肝、脾、淋巴结。

结核与其他病原体混合感染并存的几率明显增加。免疫缺陷者并发结核病的预后凶险,文献报道器官移植者并发肺结核的病死率大多超过 30%。

二、结核病合并免疫缺陷病的治疗

结核病合并免疫缺陷病的化疗应采用高效抗结核药物组成的化疗方案,疗程宜延长至12月或以上,其治疗原则及注意事项如下:

1. 坚持结核病与基础疾病同时兼治的原则,不可因发现结核病或结核病加重而骤然停用糖皮质激素或免疫抑制剂,以免导致原发病恶化或发生撤药综合征。

2. 需注意到各种基础疾病可能发生的并发症,有肾功能损害时慎用氨基糖苷类抗生素,伴有肝损害者要加强保肝治疗及肝功能的随访观察。

3. 应注意长期接受激素和免疫抑制剂的不良反应和并发症,如各种继发感染,消化性溃疡,继发性肾上腺功能不全,高血糖,水钠潴留,钾、钙排出增多等。

4. 注意药物的相互作用。由于受到药物毒副作用、患者耐受性、抗结核药物与免疫抑制剂相互作用等因素的制约,临床上需要根据患者的具体情况制订用药方案并密切观察。值得注意的是利福平诱导肝脏线粒体酶,能够加速代谢与清除,可以引起基础疾病的反跳和器官移植受者的排异反应,如结核病同时合并真菌感染时,需要考虑利福平会明显降低伏立康唑的效价。

5. 免疫机制重建。一般而言,如基础疾病得以控制,病因去除,免疫功能都有改善。若为药物引起的免疫受损,药物的撤停便成为一个焦点问题。治疗肺结核需要重建免疫机制,免疫抑制药物应当停用,但是由于基础疾病的需要,如器官移植者需要继续应用免疫抑制药物,此时应尽量减少免疫抑制药物的剂量或更换种类,环孢霉素影响免疫机制的环节较少且感染性并发症相对少见,可以选用,而糖皮质类固醇、硫唑嘌呤等对免疫功能的影响相对较大,尽量不要使用。在结核病控制稳定后,结缔组织病应争取将糖皮质类固醇逐渐减量至维持剂量。

培训要点

1. 特殊人群结核病的临床特点。
2. 特殊人群结核病的不同化疗方案。
3. 特殊人群结核病治疗的注意事项。

课后练习题

1. 选择题

(1) 儿童肺结核的临床特点有( )。

A. 重症病例多 　　　　　　　　B. 肺内空洞性病变多

C. 痰菌阳性率低 　　　　　　　D. 诊断困难

E. 治疗难度大

（2）容易与抗病毒药物发生相互作用的抗结核药物有（　　　）。

A. 异烟肼　　　　　　　　　　　B. 利福平

C. 氟喹诺酮类　　　　　　　　　D. 克拉霉素

E. 链霉素

（3）肾功能不全时,无需调整剂量的抗结核药物有（　　　）。

A. 异烟肼　　　　　　　　　　　B. 利福平

C. 吡嗪酰胺　　　　　　　　　　D. 丙硫异烟胺

E. 链霉素

2. 填空题

（1）肺结核合并糖尿病抗结核治疗的疗程一般为（　　　　　）;可干扰碳水化合物代谢导致血糖升高的抗结核药物是（　　　　　）;可加速磺脲类降糖药灭活,缩短其半衰期使血糖升高的抗结核药物是（　　　　）。

（2）结核病合并其他免疫缺陷病的临床特点（　　　　），（　　　　），（　　　　），（　　　　），（　　　　）。

（3）肺结核合并硅沉着病初治化疗推荐方案有（　　　　），（　　　　），（　　　　）。

3. 名词解释

（1）老年结核病。

（2）免疫重建炎症综合征。

4. 简答题

（1）老年结核病治疗的注意事项。

（2）儿童结核病的治疗原则。

（3）结核病终止妊娠的指征。

（4）HIV 感染者预防性抗结核治疗的建议有哪些。

（5）结核病合并肝病的治疗原则。

（徐金田　陈燕琴　顾　瑾　戈启萍　谭守勇　高微微　金　弢　唐神结）

第十章 结核病疫情报告

学习目的

1. 掌握肺结核及疑似肺结核患者的报告要求。
2. 掌握"中华人民共和国传染病报告卡"的填写。

结核病报告实行属地化管理,首诊负责制。报告卡由首诊医生或其他执行职务的人员负责填写。现场调查时发现的结核病病例,由属地医疗机构诊断并报告。

一、报告依据

依照《中华人民共和国传染病防治法》乙类传染病报告的要求,对肺结核病例限时进行报告。

二、责任报告单位及报告人

各级疾病预防控制机构、各类医疗卫生机构和采供血机构均为责任报告单位;其执行职务的人员、乡村医生和个体开业医生均为责任疫情报告人。

三、报告对象

凡在各级各类医疗卫生机构诊断的肺结核患者(包括确诊病例、临床诊断病例)和疑似肺结核患者均为病例报告对象,分为利福平耐药、涂阳、仅培阳、菌阴和未痰检 4 类。

需要注意的是疑似肺结核患者和疑似肺结核可疑症状者是有区别的。

疑似肺结核患者是指凡符合下列条件之一者:①有肺结核可疑症状的 5 岁以下儿童,同时伴有与涂阳肺结核患者密切接触史或结核菌素试验强阳性;②仅胸部影像学检查显示与活动性肺结核相符的病变。疑似肺结核患者需要进行疫情报告。

肺结核可疑症状者是指仅具有咳嗽、咳痰≥2 周,咯血或血痰中任何一项症状者。肺结核可疑症状者需要推荐至定点医疗机构做进一步检查,如无影像学或 PPD 等检查结果,则无需进行疫情报告。

四、报告内容和程序

(一)结核病定点医疗机构

结核病定点医疗机构对就诊的初诊肺结核病患者首先上网查询是否报告了传染病报告

卡。若为已确诊并报告的结核病患者,则通过结核病管理信息系统收治该患者并订正原传染病报告卡,如排除结核病则也应通过结核病管理信息系统订正原传染病报告卡。若未报告并诊断为结核病患者,则在结核病管理信息系统录入患者信息,系统将自动推送传染病报告卡至传染病网络直报系统。若是学生、幼托儿童肺结核患者,应在传染病报告卡中的工作单位栏详细填写所在学校或幼托机构及班级名称。

对于诊断为耐多药肺结核(含利福平耐药)的患者,结核病定点医疗机构应对传染病报告卡的备注栏进行补充订正。

(二)非结核病定点医疗机构

1. 县(区)级非结核病定点医疗机构应将结核病患者发现、治疗、管理的信息及时、准确、完整地登记在门诊日志、患者病案记录等资料上,或通过医院信息管理系统等形成电子记录。对确诊的结核病患者应优先转诊到结核病定点医疗机构,对因各种原因暂时无法转诊的患者应给予规范化治疗和管理。

2. 对就诊的初诊肺结核患者或疑似肺结核患者应填写传染病报告卡(表 10-1)并进行报告。

五、报告时限

责任报告单位和责任疫情报告人发现结核病患者或疑似患者时,应于 24 小时内进行网络报告。

不具备网络直报条件的医疗机构及时向属地县级疾病预防控制机构的结核病管理部门报告,并于 24 小时内寄送出传染病/结核病报告卡至代报单位。

六、数据管理

(一)审核

医疗机构传染病报告管理人员须对收到的纸质传染病/结核病报告卡或电子病历、电子健康档案系统中抽取生成的电子传染病/结核病报告卡的信息进行错项、漏项、逻辑错误等检查,对存在问题的报告卡必须及时向填卡人核实。

县级疾病预防控制机构疫情管理人员每日对辖区内报告或数据交换的传染病信息进行审核,对有问题的报告信息及时反馈报告单位或向报告人核实。对误报信息及时进行更正、对重报信息应及时进行删除。核对无误后,于 24 小时内通过网络报告系统完成确认审核。

(二)订正

医疗卫生机构发生报告病例诊断变更、已报告病例因病死亡或填卡错误时,应由该医疗卫生机构及时进行订正报告,并重新填写传染病/结核病报告卡或抽取电子传染病/结核病报告卡,卡片类别选择订正项,并注明原报告病名。对报告的疑似病例,应及时进行排除或确诊。

结核病预防控制机构或部门的信息管理人员每天上网浏览传染病报告卡,对医疗机构网络报告的肺结核病例应进行追踪调查。将未到结核病定点医疗机构就诊的肺结核或疑似肺结核患者信息交给乡村医生进行追踪,及时更新追踪信息。发现传染病/结核病报告卡信息有误或排除病例时应当在 24 小时内订正。

医院信息管理系统或区域公共卫生信息平台已具备电子病历、电子健康档案数据自动抽取交换功能时,应以唯一身份标识实现传染病个案报告与结核病数据的动态管理。暂不具备条件的,应及时在传染病报告信息管理系统中完成相关信息的动态订正,保证数据的一致性。

（三）查重

县级疾病预防控制机构及具备网络报告条件的医疗机构每日对报告信息进行查重。对重复报告的信息应当将首次报告病例的随访信息予以保留。

表 10-1 中华人民共和国传染病报告卡

卡片编号：_____ 报卡类别：1.初次报告 2.订正报告

姓名 *：_____（患儿家长姓名：_____） 有效证件号 *：□□□□□□□□□□□□□□□□□□ 性别 *：□男 □女 出生日期 *：_____年___月___日（如出生日期不详,实足年龄：_____ 年龄单位：□岁□月□天） 工作单位(学校)：_____ 联系电话：_____ 病人属于 *：□本县区 □本市其他县区 □本省其他地市 □外省 □港澳台 □外籍 现住址(详填)*：_____省_____市_____县（区）_____乡（镇、街道）_____村_____（门牌号） 人群分类 *： □幼托儿童、□散居儿童、□学生(大中小学)、□教师、□保育员及保姆、□餐饮食品业、□商业服务、 □医务人员、□工人、□民工、□农民、□牧民、□渔(船)民、□干部职员、□离退人员、□家务及待业、 □其他( )、□不详 病例分类 *：(1) □疑似病例、□临床诊断病例、□确诊病例、□病原携带者 　　　　　　(2) □急性、□慢性(乙型肝炎 *、血吸虫病 *、丙型肝炎) 发病日期 *：_____年_____月_____日 诊断日期 *：_____年_____月_____日_____时 死亡日期：_____年_____月_____日
甲类传染病 *： □鼠疫、□霍乱
乙类传染病 *： □传染性非典型肺炎、艾滋病(□艾滋病病人□ HIV 感染者)、病毒性肝炎(□甲型□乙型□丙型□丁肝 □戊型□未分型)、□脊髓灰质炎、□人感染高致病性禽流感、□麻疹、□流行性出血热、□狂犬病、□流 行性乙型脑炎、□登革热、炭疽(□肺炭疽□皮肤炭疽□未分型)、痢疾(□细菌性□阿米巴性)、肺结核 (□利福平耐药□涂阳□仅培阳□菌阴□未痰检)、伤寒(□伤寒□副伤寒)、□流行性脑脊髓膜炎、□百 日咳、□白喉、□新生儿破伤风、□猩红热、□布鲁菌病、□淋病、梅毒(□Ⅰ期□Ⅱ期□Ⅲ期□胎传□隐 性)、□钩端螺旋体病、□血吸虫病、疟疾(□间日疟□恶性疟□未分型)□人感染 H7N9 禽流感
丙类传染病 *： □流行性感冒、□流行性腮腺炎、□风疹、□急性出血性结膜炎、□麻风病、□流行性和地方性斑疹伤寒、 □黑热病、□包虫病、□丝虫病、□除霍乱、细菌性和阿米巴性痢疾、伤寒和副伤寒以外的感染性腹泻病、 □手足口病
其他法定管理以及重点监测传染病：
订正病名：_____ 退卡原因：_____ 报告单位：_____ 联系电话：_____ 填卡医生 *：_____ 填卡日期 *：_____年_____月_____日
备注：

《中华人民共和国传染病报告卡》填卡说明

卡片编码：由报告单位自行编制填写。

姓名：填写患者或献血员的名字,姓名应该和身份证上的姓名一致。

家长姓名：14岁及以下的患儿要求填写患者家长姓名。

有效证件号：必须填写有效证件号,包括居民身份证号、护照、军官证、居民健康卡、社会保障卡、新农合医疗卡。尚未获得身份识别号码的人员用特定编码标识。

性别：在相应的性别前打√。

出生日期：出生日期与年龄栏只要选择一栏填写即可,不必同时填报出生日期和年龄。

实足年龄：对出生日期不详的用户填写年龄。

年龄单位：对于新生儿和只有月龄的儿童,注意选择年龄单位为天或月。

工作单位(学校)：填写患者的工作单位。学生、幼托儿童须详细填写所在学校及班级名称。

联系电话：填写患者的联系方式。

病例属于：在相应的类别前打√。用于标识病人现住地址与就诊医院所在地区的关系。

现住地址：至少须详细填写到乡镇(街道)。现住址的填写,原则是指病人发病时的居住地,不是户籍所在地址。如病人不能提供本人现住地址,则填写报告单位地址。

职业：在相应的职业名前打√。

病例分类：在相应的类别前打√。

发病日期：本次发病日期;病原携带者填初检日期或就诊时间;采供血机构报告填写献血者献血日期。

诊断日期：本次诊断日期,需填写至小时;采供血机构填写确认实验日期。

死亡日期：病例的死亡时间。

疾病名称：在作出诊断的病名前打√。

其他法定管理以及重点监测传染病：填写纳入报告管理的其他传染病病种名称。

订正病名：订正报告填写订正前的病名。

退卡原因：填写卡片填报不合格的原因。

报告单位：填写报告传染病的单位。

填卡医生：填写传染病报告卡的医生姓名。

填卡日期：填写本卡日期。

备注：用户可填写文字信息,如最终确诊非法定报告的传染病的病名等。

注:报告卡带"*"部分为必填项目。

培训要点

1. 肺结核及疑似肺结核患者的报告依据、报告内容、程序及报告时限等内容。

2. "中华人民共和国传染病报告卡"的填写。

3. 数据管理,包括数据的审核、订正和查重。

课后练习题

1. 选择题

(1) 我国根据传染病的传播方式、速度及其对人类危害程度的不同,分为甲、乙、丙3类实行分类管理,其中肺结核属于(   )。

A. 甲类传染病　　　　　　　B. 乙类传染病　　　　　　　C. 丙类传染病

（2）中国最主要的两个结核病监测系统是（　　　）。

A. 结核病监测年报和季报

B. 结核病监测月报和年报

C. 传染病网络直报系统和疾病监测点系统

D. 传染病网络直报系统和结核病专报系统

（3）传染病网络直报的肺结核报告内容是（　　　）。

A. 诊断发现的肺结核或疑似肺结核

B. 确诊肺结核和肺外结核病

C. 规划管理信息

D. 结核病治疗转归结果

（4）目前使用的肺结核死亡率数据主要来源于（　　　）。

A. 传染病网络直报系统

B. 结核病信息报告系统

C. 死因监测系统

D. 耐药监测系统

（5）结核病专报系统收集的内容为（　　　）。

A. 确诊的肺结核的基本信息

B. 报告单位是结核病防治机构

C. 肺结核患者治疗转归结果

D. 以上都是

2. 简答题

简述肺结核网络直报的报告对象、时限和相关要求。

（马　艳　刘宇红）

第十一章 结核病防治健康教育

> 1. 了解临床医务人员开展结核病防治知识健康教育对于结核病防治的重要性。
> 2. 了解医务人员开展结核病防治知识健康教育的对象、内容和方式。

第一节 结核病防治健康教育的目的和意义

一、开展结核病防治健康教育是我国结核病疫情和防治策略的要求

结核病是严重危害人类生命健康的全球性公共卫生问题,2018 年 WHO 年报估算,2017 年全球新发结核病患者 1000 万,死亡 157 万。我国结核病发病率为 63/10 万,结核病发病人数 88.9 万,居全球第二位。2010—2015 年,虽然全国结核病疫情呈逐年下降趋势,但肺结核报告发病数一直居甲乙类传染病第 2 位,结核病防治形势依然严峻。

结核病患者早发现、规范诊治和全程管理是控制结核病流行的关键,《结核病防治管理办法》中提出结核病定点医疗机构负责肺结核患者诊断治疗,落实治疗期间的随访检查;负责肺结核患者报告、登记和相关信息的录入工作;对传染性肺结核患者的密切接触者进行检查;对患者及其家属进行健康教育。因此结核病定点医疗机构往往是疑似结核病患者或结核病患者首次就诊机构,医务人员负责肺结核可疑症状者的接诊,是疫情报告和转诊的责任人,也是发现患者和实行督导化疗管理的实施者,同时责无旁贷地成为进行患者宣教的前哨点。医务人员只有掌握最准确全面的结核病防治知识,才能向患者及相关人员开展正确的健康教育活动。临床医务人员通过对肺结核患者及其家庭密切接触患者开展结核病防治知识的健康教育,能显著提高就诊者对结核病防治知识的知晓情况,可促进其改变危险行为,提高就诊及时性,加强治疗依从性,使其坚持完成全程规范服药治疗、定期复查和接受管理、避免可能传染他人的行为,同时要对因肺结核出现心理问题的患者开展心理支持治疗,树立自信心,争取早日康复。

二、临床医务人员开展结核病防治知识健康教育的目标

临床医务人员通过对结核病患者及其家庭密切接触者开展结核病防治知识的健康教育,可提高其结核病防治知识知晓率,提高患者的治疗依从性和治愈率;提高家庭密切接触者早发现、早诊断及早治疗。

三、医务人员开展结核病防治知识健康教育的重要性

医务人员对肺结核患者和其家庭密切接触者开展健康教育,是治疗疾病过程中的重要环节,提高其对结核病防治知识的知晓水平,增强个人防护意识,改变其陈旧、错误的观念和认识,并在准确了解结核病防治知识的基础上,使之采取正确的行为或改变不正确的行为,促进有结核病可疑症状者能够及时就诊,结核病患者能够配合医生的督导治疗、完成疗程,提高治愈率,减少传染和降低发病率。

第二节 结核病防治健康教育的内容和方法

一、结核病防治健康教育的主要内容

结核病防治核心信息及知识要点(2016 年版)

1. 肺结核是长期严重危害健康的慢性传染病。

(1)结核病又叫"痨病",由结核杆菌引起,主要侵害人体肺部,发生肺结核。

(2)在我国法定报告甲、乙类传染病中,肺结核发病和死亡数排在第 2 位。

(3)得了肺结核如发现不及时,治疗不彻底,会对健康造成严重危害,甚至可引起呼吸衰竭和死亡,给患者和家庭带来沉重的经济负担。

2. 肺结核主要通过呼吸道传播,人人都有可能被感染。

(1)肺结核是呼吸道传染病,很容易发生传播。

(2)肺结核患者通过咳嗽、咳痰、打喷嚏将结核杆菌播散到空气中,健康人吸入带有结核杆菌的飞沫即可能受到感染。

(3)与肺结核患者共同居住,同室工作、学习的人都是肺结核患者的密切接触者,有可能感染结核杆菌,应及时到医院去检查排除。

(4)艾滋病毒感染者、免疫力低下者、糖尿病患者、尘肺病患者、老年人等都是容易发病的人群,应每年定期进行结核病检查。

3. 咳嗽、咳痰 2 周以上,应怀疑得了肺结核,要及时就诊。

(1)肺结核的常见症状是咳嗽、咳痰,如果这些症状持续 2 周以上,应高度怀疑得了肺结核,要及时到医院看病。

(2)肺结核还会伴有痰中带血、低热、夜间出汗、午后发热、胸痛、疲乏无力、体重减轻、呼吸困难等症状。

(3)怀疑得了肺结核,要及时到当地结核病定点医疗机构就诊。县(区、旗)、地市、省(自治区、直辖市)等区域均设有结核病定点医疗机构。

4. 不随地吐痰,咳嗽、打喷嚏时掩口鼻,戴口罩可以减少肺结核的传播。

(1)肺结核患者咳嗽、打喷嚏时,应当避让他人、遮掩口鼻。

(2)肺结核患者不要随地吐痰,要将痰液吐在有消毒液的带盖痰盂里,不方便时可将痰吐在消毒湿纸巾或密封痰袋里。

(3)肺结核患者尽量不去人群密集的公共场所,如必须去,应当佩戴口罩。

(4)居家治疗的肺结核患者,应当尽量与他人分室居住,保持居室通风,佩戴口罩,避免家人被感染。

（5）肺结核可防可治。加强营养,提高人体抵抗力,有助于预防肺结核。

5. 规范全程治疗,绝大多数患者可以治愈,还可避免传染他人。

（1）肺结核治疗全程为6~8个月,耐药肺结核治疗全程为18~24个月。

（2）按医生要求规范治疗,绝大多数肺结核患者都可以治愈。自己恢复健康,同时保护家人。

（3）肺结核患者如果不规范治疗,容易产生耐药肺结核。患者一旦耐药,治愈率低,治疗费用高,社会危害大。

二、健康教育的对象

结核病患者、可疑患者、家庭成员和社会大众都是结核病健康教育的对象,而痰菌阳性肺结核患者是肺结核的主要传染源,也是治疗管理的重点对象,同时肺结核患者家庭密切接触者在协助患者规范抗结核治疗中发挥着重要作用,也具有较高的感染和发病风险。因此临床医务人员重点对结核病患者及其家属需开展有针对性的健康教育。

（一）肺结核患者

对肺结核患者的宣传主要内容是肺结核是可以治愈的;规律治疗是能否治愈的关键;国家对肺结核患者实行免费抗结核治疗;结核病治疗后很快就能消除传染性,但在治疗痰菌没有阴转前,不要向周围人群大声说话、咳嗽或打喷嚏。针对肺结核患者的健康促进活动主要包括:

1. 当肺结核患者确诊时,医生要对患者进行耐心、细致、正确的门诊宣传及健康教育。根据不同患者的具体情况,如是否排菌、不同病史及病程、不同化疗疗程等,进行有针对性的教育。

2. 医院、结防机构要在患者门诊候诊时采用口头宣传、黑板报、图片、手册、传单等方式进行健康教育。

3. 举办患者座谈会,交流治疗经验,征求改善服务的意见。

4. 加强医务人员与患者的交流　督导医生督导患者服药时的交流,乡镇医务人员督导访视时的交流,上级督导访视时的交流,门诊复查时的交流等。

5. 患者住院时的健康教育　有助于患者在住院期间配合治疗,也有利于患者出院后继续接受治疗管理的依从性。

（二）肺结核患者的家庭密切接触者

肺结核患者的家庭成员在协助患者规范抗结核治疗中发挥着重要作用,同时也具有较高的感染和发病风险。对肺结核患者家庭密切接触者宣传的主要内容是涂阳肺结核患者有传染性;与涂阳肺结核患者密切接触,易感染和发病;做好个人防护,如锻炼身体提高自身抵抗力、提醒患者佩戴口罩、尽量让患者独居、多开窗通风;关爱结核病患者,积极鼓励患者要树立自信心,减少恐惧心理;如自身出现咳嗽、咳痰要及时到定点医疗机构进行结核分枝杆菌感染和肺结核筛查;要督促患者按时服药和定期复查,坚持完成规范治疗。因此一旦有肺结核可疑症状就要及时到结核病定点医疗机构就诊检查。

1. 陪伴患者前来就诊的密切接触者,在患者就诊时,医生应当对其进行面对面地讲解。

2. 通过患者为其密切接触者发放适合密切接触者阅读的结核病防治宣传材料。

3. 在对患者进行现场督导时,主动对患者周围的人进行结核病防治知识的宣传。

三、健康教育的方式

对肺结核患者进行健康教育的方法形式多样,过去健康教育多采用简单地向患者单方面传播知识,往往忽视患者的接受能力、接受程度、接受需求和接受效果,忽视信息反馈。对结核病患者的教育过程中,现在更注重宣传教育采用因人而异、因地而异、因风俗习惯而异、不强求一致的方式方法,力求适应他们的心理需求,使其在倍感亲切的情感下自愿接受防治结核病宣传,配合医生进行检查和治疗。对于经济文化比较落后、卫生保健意识差、受到陈规陋习影响和约束的患者,一般的宣传方式很难使他们接受,要用各种形象生动的比喻和图画进行宣传以达到讲得清楚、听得明白的效果。近年来,针对结核病不同患者的情况采取不同的健康教育方法,逐步形成适合结核病患者的新型健康教育模式。主要有以下4种方法:

1. 一对一的口头宣传教育　建议医务人员与初诊患者面对面交谈10~15分钟,复诊时面对面强化宣传10~15分钟;需针对不同患者病情特点结合患者自身情况,进行健康教育和心理辅导。住院期间建议医务人员不定期单独与患者谈话,掌握技巧引导患者,及时发现患者的问题所在,给予心理疏导。同时可采取问答的形式,了解患者对结核病防治知识接受程度。

2. 文字宣传　利用标语、条幅、宣传单、海报、小册子、宣传画、多媒体电子屏或根据不同结核病类型印制不同的健康教育处方等,宣传材料最好图文并茂,主题鲜明,且通俗易懂,使患者可以弥补因文化水平低和记忆力不好所带来的困扰,患者可在候诊前后、住院期间自行观看、阅读,并向医务人员咨询,增长结核病防治知识。

3. 健康讲座及同伴教育活动　医务人员可制作幻灯片课件,每月定期进行健康讲座;或开展同伴教育,由治愈的结核病患者担任同伴教育者,通过内容简练、语言通俗、易教易学的内容,采用温和诚恳的态度开展结核病防治知识的健康教育,同时交流患者在结核病治疗过程中遇到的困难和体会。加深患者对自己疾病的关注和了解。

4. 移动健康工具　随着互联网＋信息化服务的快速发展,在这个几乎人人都有手机的现代化社会,"移动健康"给临床一线工作者带来全新的机遇。应用手机移动终端软件,为患者及家属提供多方位、个性化、持续性的健康普教服务,成为当前医疗领域的创新型新媒体宣教工具。

健康教育在结核病防治工作中发挥着重要的作用,对于定点医疗机构临床医务人员而言,根据不同患者在结核病防治活动中的需求、对结核病防治知识的接受能力差异性、不同目标患者人群及其家属特点,针对性开展不同方式的健康教育活动,可提高对结核病发生的防范意识,促进可疑者主动就诊,有助于提高结核病患者的发现水平,促进及早诊断、治疗和康复,有效减少结核病的人群传播。

培训要点

1. 健康教育是结核病定点医疗机构的重要职责之一。
2. 医务人员对患者及其家属进行健康教育的要点。
3. 医务人员对患者及家属进行健康教育可以采取的方式。

课后练习题

简答题

1. 为什么要对结核病患者及其家属进行健康教育？
2. 医务人员对患者及其家属进行健康教育的主要内容应包括哪些？

（马　艳　高静韬　刘宇红）

第十二章　结核感染控制

学习目的

1. 掌握结核感染控制主要内容。
2. 掌握医务人员个人防护设备的正确选择。
3. 掌握结核病定点医疗机构门诊及病房的感染控制措施。

医疗卫生机构人群密集,空气流通不畅,极易导致结核分枝杆菌在医院内传播。加强医疗卫生机构内的结核感染控制,阻断结核分枝杆菌空气飞沫传播,减少机构内感染,可有效保护医务人员、患者及其家属的身体健康,避免因结核感染而导致卫生人力资源损失。结核感染控制应成为我国结核病防治工作的优先领域,也是目前我国结核病预防控制工作中需要重视的环节。

第一节　结核感染控制主要内容

结核病是通过空气传播的呼吸道传染病,其主要措施包括组织管理和控制措施两个层次;控制措施中包括管理措施、环境和工程控制、个人防护 3 种措施。

一、组织管理

(一) 结核分枝杆菌发病机制、流行病学及传播

结核分枝杆菌由一种称为飞沫核的空气传播粒子携带,这种飞沫核可由患有肺部或喉部结核者咳嗽、喷嚏、大喊或唱歌时产生。这种粒子直径约为 1~5μm;正常气流可使其在室内或建筑内长时间通过空气存在并扩散。结核分枝杆菌通常只经空气传播而非接触传播。飞沫核进入肺泡后可发生局部感染,继而播散入流动的淋巴或者血液再扩散至全身。感染在易感者吸入含有结核分枝杆菌的飞沫核时发生,而飞沫核穿过口或鼻腔、上呼吸道及支气管到达肺泡。胸膜积液结核患者也可能并发未知肺部或喉部结核病灶。

通常在结核分枝杆菌初始感染后 2~12 周,免疫反应限制了结核分枝杆菌增殖,且结核分枝杆菌感染免疫检测呈阳性。然而,某些菌体在体内可存活数年。这种情况被称为潜伏结核感染 (LTBI)。潜伏结核感染者无症状(没有结核病表现)且无传染性。

通常,约 5%~10% 的感染结核分枝杆菌且未进行 LTBI 治疗者在其一生中可最终发展成结核病患者。由 LTBI 发展成结核病的风险在感染后最初的几年内最高。

（二）结核分枝杆菌感染高风险人群

暴露于结核分枝杆菌者的可能影响感染发生风险的特征尚无明确界定。暴露于结核分枝杆菌者发生感染的概率大小首先取决于空气中感染性飞沫核的浓度以及暴露于传染性结核病患者环境中的时长。接触距离越近、接触时间越长，感染发生的风险就越高。

密切接触者指与肺结核患者在室内或其他封闭环境中共用呼吸环境时间较长（指数天或数周而非数分钟或数小时）者。疑似结核病患者指考虑实施结核病诊断的对象，不论抗结核治疗是否已经开始进行。一般被视作疑似结核病患者的时间不应超过 3 个月。

除密切接触者外，下列人员也存在较高的结核分枝杆菌暴露及感染风险。所列人员中密切接触者为重要。

1. 高危聚集环境（例如监狱、救助中心等）中的居民及职员。

2. 服务于高危患者的医务人员。

3. 在患者确诊及正确的空气预防措施实施前，有结核病患者无防护暴露史的医务人员。

4. 低收入的特定人群。

5. 暴露于成年高危级别人群的婴儿、儿童及青少年。

（三）结核病患者增加其传染性的特征

下列特征存在于结核病患者时会增加该病的传染性：

1. 咳嗽。

2. 胸片可见空洞。

3. 抗酸杆菌（AFB）痰涂片试验结果阳性。

4. 涉及喉部的呼吸道疾病（高度传染性）。

5. 涉及肺或胸膜的呼吸道疾病（仅有胸膜症状时传染性较其他情况低）。

6. 错误、缺乏或时长过短的抗结核治疗。

7. 咳嗽诱导或气溶胶产生操作过程中（例如支气管镜检查、痰诱导以及气溶胶状药物用药时）。

（四）可使结核分枝杆菌传播概率风险增加的环境因素

结核分枝杆菌传播风险概率在多种环境因素条件下会有所增加：

1. 小型、封闭空间内的结核暴露。

2. 局部或总体通风不足导致传染性飞沫核扩散或消除不充分。

3. 含有传染性飞沫核的空气再流通。

4. 医疗设备清洁及消毒不充分。

5. 处理样品步骤不恰当。

（五）医疗卫生保健机构相关结核分枝杆菌传播的风险

医疗卫生保健机构环境中存在结核分枝杆菌传播的风险。传播风险的级别根据环境、职业群体、社区结核患病率、患者群体以及结核感染—控制措施的效力而不同。卫生保健过程中相关结核分枝杆菌的传播与密切接触气溶胶产生或气溶胶制造操作过程有关，这些操作过程包括支气管镜检查、气管插管术、痰诱导术、其他呼吸系统手术、开放脓疮冲洗、尸检、痰诱导，以及诱发咳嗽的气溶胶治疗。

在被报告的医疗卫生保健机构中的结核暴发，有多次涉及患者以及医务工作人员的多重耐药结核分枝杆菌菌株，且病情向结核及多重耐药性结核进展迅速。导致这些暴发的因素包括结核病诊断延误、空气预防措施开始时机延误以及实施不足、空气感染隔离（AII）措施失效以及缺乏充分的呼吸防护。多项研究表明某些特定机构中观察到的卫生保健相关传播的降低与严格的感染—控制措施的实施相关。由于多种干预措施同时实施,每一种干预的效力无法确定。

医疗卫生保健机构中结核分枝杆菌传播的最高风险之一,来自未能检出的结核病患者,这些患者或者未能迅速实施恰当的空气预防措施,或者过早从医院 AII 病房中转出。在欧美一些国家,曾在卫生保健相关机构的结核病传播问题已通过在治疗初始期标准化抗结核治疗方案的应用、快速药物易感性检测、全程监督疗法(DOT)以及改进的感染控制措施而被显著降低。所有卫生保健环境均应设计一套结核感染—控制项目以保证疑似或确诊结核病患者的快速检测、空气预防措施实施以及患者治疗(或者对不应存在结核病例的环境中疑似结核病例的迅速转诊)。这项措施应基于 3 个层面的控制措施:管理方面、环境工程方面以及个人防护方面。

二、管理措施

结核控制措施最重要的层面就是利用管理措施减少对可能患有结核病者的暴露风险。管理控制包括以下措施:

1. 对该环境中结核感染控制的责任分配。

2. 对该环境执行结核风险评估。

3. 设计并建立一份书面结核感染—控制方案以保证疑似或确诊结核病患者的快速检测、空气预防措施实施以及患者治疗。

4. 确保能够及时进行建议的实验室处理、检测以及向送检医师和感染—控制团队报告检测结果。

5. 执行有效的工作实践以管理疑似或确诊结核病患者。

6. 确保对有潜在污染的医疗设备(通常指内镜)进行恰当的清洁以及灭菌或消毒。

7. 对医务人员(health care workers,HCWs)进行结核相关的训练及教育,尤其重点在于结核预防、传播及症状。

8. 筛检及评价存在结核发病风险或可能有结核分枝杆菌暴露的医务人员(例如结核筛检项目)。

9. 执行以流行病学为基础的预防原则,包括应用与该环境相关的感染控制数据。

10. 通过恰当的引导、建议呼吸卫生及咳嗽行为规范。

11. 与卫生部门协作努力。

12. 医务人员结核病患者返回岗位工作的制度。

三、环境和工程控制

(一)环境控制

环境控制是结核感染控制项目中管理控制措施之后的第二道防线。环境控制包括环境中结核分枝杆菌的排出或使其失活的技术。这些技术包括局部排气通风、一般通风、HEPA过滤,以及 UVGI。上述措施可帮助阻止空气中传染性飞沫核的扩散并降低其浓度。

1. 局部排气通风 局部排气通风是一种在空气污染物(例如传染性飞沫核或其他传染性粒子)播散入一般环境之前将其捕获的源头控制技术。局部排气通风方法使用外部罩、封闭罩以及帐篷等。局部排气通风设备(如封闭式通风罩)应用于咳嗽诱导和产生气溶胶的操作过程。当局部通风不可行时,在达到 AII 病房标准的房间内进行咳嗽诱导和产生气溶胶的操作处理。

2. 一般通风　一般通风系统可稀释及排出污染的空气,并控制房间或环境内气流模式。医疗卫生保健机构环境的职员中应具有一名通风方面专业知识的工程师或其他专业人员,或者雇佣一名专门熟知医疗卫生保健环境通风工程的顾问。通风系统设计应符合相关标准。

在可能存在传染性飞沫核的环境中最好使用单向通风系统。如必须使用空气循环,应使用 HEPA 过滤器。

病房的气流量应≥6 ACH。如可行,应通过下述方式将气流增加至≥12 ACH:①调整或改进通风系统;②使用空气清洁方法(例如包含 HEPA 过滤器或 UVGI 系统的室内空气循环装置增加等效 ACH)。新建或更新的医疗卫生保健机构环境 AII 病房应达到气流量≥12 ACH。医疗卫生保健机构卫生保健环境中其他区域的通风率也应该达到相关具体标准。如在 AII 病房内使用可变风量(VAV)通风系统,该系统设计应使房间内始终保持负压状态。应根据该环境风险评估情况确定其所需 AII 病房、其他负压房间以及局部排气通风设备的数量。这些房间和设备的安置地点部分取决于哪些地方可以达到推荐的通风条件。某一区域成组 AII 病房设计可促进结核病患者的护理以及最优环境控制条件的安装和维护。

AII 病房在使用前应通过烟管或其他可视手段检测其负压情况,且这些病房在有疑似或确诊结核病患者使用期间应每日进行负压检测。一般通风系统的设计、建造及维护应保证气流从清洁区域流向欠清洁区域(污染更严重的区域)。另外,一般通风系统设计应提供室内最优气流模式,以预防气流停滞或气流供应区至排出区短路等情况。

服务于高结核病患病率人群的卫生保健环境可能需要改进现存的一般通风系统或在一般区域(例如候诊区、EMS 及放射科等)内使用空气清洁技术。可应用的手段包括:①单通、非循环系统:将空气排至户外;②循环系统:空气循环入一般通风系统之前先通过 HEPA 过滤器;③室内空气循环装置:配备 HEPA 过滤器和(或)UVGI 系统。

(二)工程控制

1. 高效空气过滤装置(HEPA 过滤器)　HEPA 过滤器可将空气中传染性飞沫核滤除,且下述情况中必须使用:①直接将局部排气通风罩或隔间内空气排至周围房间或区域时;②将 AII 病房(或其他负压房间)内空气排入一般通风系统中时(例如某些环境中通风系统或建筑结构不能实现将废气排至户外时)。

HEPA 过滤器可用于滤除某环境循环空气或直接排出户外空气中的传染性飞沫核。HEPA 过滤器还可作为安全措施用于排风管道中滤除排至室外空气中的飞沫核。可采用 HEPA 过滤器进行空气循环的区域包括:①没有一般通风系统;②现行通风系统无法保证足够的 ACH;③不影响新鲜空气供应的空气清洁(粒子清除)或负压系统。该设备可以增加室内或某区域等效 ACH 数量。

经 HEPA 过滤器滤过的空气循环过程为:将室内空气排入导管,通过安装在导管内的 HEPA 过滤器,再返回该房间内或一般通风系统。另外,空气循环还可以利用安装在墙壁或天花板的 HEPA 过滤循环系统,或者通过便携式室内空气循环装置滤过空气。

为保证其充分发挥功能,HEPA 过滤器应按照生产者提供的指南谨慎安装和维护。书面记录所有初滤器、HEAP 维护以及监督等数据。室内空气循环装置的生产者应提供安装说明,以及有关为某特定范围的空间清除空气污染粒子的滤过效率和装置总体效能(清洁空气输送率)的文件。

2. 紫外线空气杀菌系统(UVGI 系统) UVGI 是一种空气清洁技术,可用于房间或走廊内照射房间或走廊的上层空气(上层空气照射),安装在导气管内照射通过导管的空气(导管照射)或者整合在房间的空气循环装置内部。UVGI 可安装在将空气循环回同一房间或直接将空气排出室外的导管内。然而,UVGI 不能在有 HEPA 过滤器的情况下用于将隔离罩或隔间内空气直接排入周围房间或区域,或者将 AII 病房内空气直接排入一般通风系统。有效的 UVGI 可保证包含在传染性飞沫核内的结核分枝杆菌暴露于充足的紫外 C 线(UV-C)剂量(253.7nm)已达到灭活效果。由于剂量包括辐射照度和时间,该系统的效率取决于其通过足够的辐射照度,经过足够长的时间而使传染性飞沫核内的微生物充分灭活的能力。达到充分剂量以实现空气灭活可能较为困难,因为暴露时间十分有限;因此,达到充分的辐射照度十分关键。

对每一套系统,都应遵照设计指南使 UVGI 效率在等效 ACH 方面达到最大化。由于气流速度、气体混合、相对湿度、UVGI 强度和灯具位置等都会影响 UVGI 系统的效率,购买及安装前应咨询 UVIG 系统设计人员或专业人员。

为保证功能正常并尽可能降低对医务人员和房间内其他人员的潜在危险,紫外线上层空气杀菌(UP-UVGI)系统应正确恰当安装、维护及标示。熟知紫外线(UV)辐射计或光度计的人员应监测紫外线辐射照度以保证该工作区域内的紫外线暴露在安全范围内。还应对上层空气(即进行紫外消毒的区域)的紫外线照射照度进行监测,以确定辐射照度在有效范围内。

UVGI 系统的导管应根据生产者指示说明或在辐射测量表明其输出低于有效水平时予以更换。在使用 UVGI 系统的环境内,对医务人员的教育应包括:① UVGI 系统的基本原理(机制与局限);②过度暴露造成的潜在危险效应;③与某些医学情况或药物服用相关的潜在光敏反应;④系统维护操作及相关记录的重要性。在使用 UVGI 系统的环境内,患者及其访视者应被告知该系统的用途、潜在危险以及安全预防措施。

3. 环境工作流程、制度问题 工程、维护、安全和感染控制,以及环境卫生方面的人员应进行合作,以确保环境控制措施的选择、安装、操作及维护都达到最优效果。应制定书面的维护方案,包括环境控制设施维护的责任与授权,并指明医务人员培训的必要性。标准操作规范应包括在对结核病患者护理区域的通风系统进行维护前通知感染控制人员。

人员应制订规划对通风系统的所有部分(例如风扇、过滤器、导管、供应扩散器以及排气格栅等)和空气清洁设备进行常规预防性维护。应开展质量控制(QC)检查以确定环境控制设施按设计要求发挥功能且有相关记录。应提应急电力系统,以保证断电时期核心环境控制设施仍能正常运转。

四、个人防护

感染控制系统的前两个措施,即管理和环境控制,可最大程度减少可能发生结核分枝杆菌暴露的区域数量。另外,这些管理和环境控制措施还可以降低(但不能消除)少数暴露仍可能发生的区域内(例如 AII 病房和进行咳嗽诱导或产生气溶胶操作步骤的房间)的风险。由于进入这些区域的人员可能会暴露于结核分枝杆菌,应在暴露风险高的情况下使用呼吸防护设备。

(一)应用适应证

下列人员应采用呼吸防护措施:

1. 进入有疑似或确诊结核病患者隔离房间内的所有人员,包括医务人员及访视者。

2. 对疑似或确诊结核病患者进行咳嗽诱导或产生气溶胶操作过程中的在场人员。

3. 其他在管理及环境控制措施可能无法防止其吸入传染性飞沫核环境中的人员。这些人还可能包括负责运送疑似或确诊传染性结核病患者(例如 EMS 车辆或救护车等)以及对疑似或确诊结核病患者提供紧急外科或口腔护理的人员。

产生气溶胶操作的实验室人员可能需要采取呼吸防护。根据不同实验室的具体情况确定呼吸防护的需要,判定依据包括实验室操作采用的通风类型以及实验室操作造成活性分枝杆菌气溶胶化的可能性等。

(二)呼吸防护项目

必须制定、执行并维护一套呼吸防护制度。所有采用呼吸防护措施的医务人员都应执行这项制度。

1. 培训医务人员　应每年度对医务人员进行多种主题的培训,包括该卫生环境中结核病的性质、程度及风险等。此类培训可与其他有关空气方式传播传染性疾病的相关培训联合进行。另外,培训主题应包括:①风险评估过程及其与呼吸防护项目的关系,包括在必须佩戴口罩的某些区域采用的标志及符号,以及使用口罩的原因;②预防传染性飞沫核传播及降低其浓度所采取的环境控制措施;③为某特定风险情况选择特定的口罩(见口罩的选择部分);④口罩的操作、功能和局限;⑤面部毛发与口罩使用相关注意事项。

培训过程中应为受训者提供操作和佩戴口罩的机会,直至其熟练掌握。还应向受训者提供:①讲座材料的复印件或总结以备参考;②立即向呼吸防护项目执行者上报或询问所有相关问题的指导。

2. 口罩的选择　医疗卫生保健机构中防护结核分枝杆菌所采用的呼吸防护设备应达到下列标准:

(1)通过药监局认证的医用防护口罩(符合 GB 19083—2010)。

(2)充分适合口罩佩戴者的能力(例如一次性口罩或半面口罩拟合系数≥100)。

(3)适合不同面部尺寸和特征的医务人员的能力(这一标准通常可通过制作不同尺寸和模式的口罩来实现)。

面部滤过口罩的配合情况由于不同的面型和不同的口罩特征因人而异。选择口罩过程中,应从口罩配合试验专家、CDC、职业卫生及感染控制专业组织、同类评价研究、口罩生产者以及高级口罩培训课程等获得帮助。

3. 适合性试验　适合性试验用于确定哪类口罩适于佩戴者,并确保佩戴者知晓何种情况下可认为口罩佩戴合适。在风险评估后确定需要采用呼吸防护之后,按照相关法规,在初始呼吸防护项目培训过程中进行适合性试验,并在此后进行周期性检测。

适合性试验可确定哪种尺寸或类型的口罩最适合佩戴者,以及确定佩戴者戴上口罩后可达到良好效果。周期性适合性试验的频率可由下述情况的出现确定:

(1)结核分枝杆菌传播风险。

(2)佩戴者面部特征改变。

(3)可能影响呼吸功能的医学情况。

(4)口罩的物理特征(不考虑相同型号)。

(5)口罩相应型号或尺寸的改变。

4. 一般情况下的口罩选择　在需要采用呼吸防护的情况下,最低级的呼吸防护设备是一个滤过面罩(非电动、空气清洁、半面)(例如一次性 N95 口罩)。这种 CDC/NIOSH 批准的口罩可达到疑似或确诊结核病患者可能存在的场所中进行呼吸防护的最低标准。对于由咳嗽诱导及产生气溶胶的操作导致结核分枝杆菌暴露风险尤其高的情况,可能需要保护功能更强的口罩。

5. 特殊情况下的口罩选择 进入 AII 病房或其他有疑似或确诊结核病患者区域的访视者,应提供医用防护口罩并由医务人员在其进入 AII 病房前对其进行口罩应用方面的指导。

对该环境的风险评估过程可能会发现存在更高风险的情况(例如对疑似或确诊结核病患者进行支气管镜检查、尸检或某些实验室操作等)下,需要考虑采用比 N95 医用防护口罩级别以上的呼吸防护设备。这些情况下,考虑为医务人员提供既超过最低防护标准又不影响对患者护理工作的呼吸防护设施。此类防护设施可能包括防护能力更高的口罩(如全面口罩,N99 医用防护口罩)。

对疑似或确诊结核病患者进行外科手术(或其他需要无菌环境的操作)时,医务人员佩戴的呼吸防护设施还应能够保护手术操作区域。应保护患者不受医务人员呼吸分泌物污染,同时保护医务人员不受患者或操作步骤可能排出的传染性飞沫核的污染。

无疑似或确诊结核病患者出现的环境中不需要针对结核分枝杆菌暴露采取呼吸防护。然而,这类环境应具备关于早期检出有结核病症状以及将这类患者转至可对其进行评价管理的其他环境相关步骤的书面规范。

外科或手术口罩的设计目的是防止佩戴者呼吸分泌物进入空气。为减少飞沫核排入空气,疑似或确诊的结核病患者在 AII 病房以外的环境中应在指导下遵守严格的呼吸卫生和咳嗽规范,并尽可能佩戴外科或手术口罩。这些患者不需要佩戴医用防护口罩。

第二节 结核病定点医疗机构感染控制主要措施

一、机构结核感染控制工作的组织管理

将结核感染控制整合到医疗机构院内感染控制的整体工作中,建立健全结核感染控制管理组织框架,明确机构内各部门在结核感染控制中的职责,在评估结核感染风险的基础上,制订感染控制计划,保证结核感染控制的经费投入和人力资源,开展结核感染控制相关的岗前培训和定期的在岗培训。

二、结核病门诊的感染控制要求和措施

1. 要求 结核病门诊相对独立,在布局上将可疑症状者与其他就诊者、结核病患者和非肺结核患者分开;尽早识别肺结核可疑症状者、并安排其尽早完成检查;通风量≥12ACH;设置紫外线照射消毒设备;使用个人防护设备。

2. 采取措施 在结核病门诊的各个区域可采用的管理控制、环境工程控制和个人防护措施,见表 12-1。

三、结核病病房的感染控制要求和措施

1. 要求 在建筑和病区(病房)布局上,将传染性肺结核患者与其他患者隔离;通风量≥12ACH;设置紫外线照射消毒设施;使用个人防护设备。

表 12-1 结核病门诊的各个区域可采用的管理控制、环境工程控制和个人防护措施

区域	管理控制措施	环境工程控制措施	个人防护措施
挂号处	护士简单询问有无可疑症状,将结核可疑症状者尽快转给分诊台	1. 位置相对独立 2. 采用风扇等装置,保证风向由内向外	护士佩戴医用防护口罩
分诊台	1. 询问有无可疑症状,将结核可疑症状者安排到指定的候诊区候诊 2. 对肺结核可疑症状者进行咳嗽礼仪教育,尽可能为其提供外科口罩或纸巾	护士处于就诊者的上风向	护士佩戴医用防护口罩
候诊区	1. 安排可疑症状者优先就诊 2. 设立结核健康教育宣传栏 3. 设置带盖的、加上消毒液的痰盂	1. 位置相对独立且与其他候诊区分开 2. 通风量≥12ACH,采用自然通风时,每次开窗通风时间不少于70分钟,如果通风不好,可加装机械通风设备 3. 必要时安装上照式紫外线灯,并可配备高效空气过滤器	就诊者佩戴外科口罩
诊室	1. 独立的结核病诊室,并保证一医一患单独诊治 2. 为就诊者开具胸部影像学检查申请单后,通知影像科,安排其优先检查 3. 对复诊的结核病患者,医生告知其在指定时间前来取药和进行随访检查 4. 护士对疑似肺结核患者进行包括咳嗽礼仪在内的健康教育,嘱其佩戴外科口罩,尽量避免乘坐公共交通工具	1. 诊室布局合理,使医务人员处在上风向,就诊者处于下风向 2. 通风量≥12ACH;如通风不良,可加装机械通风设备,排风扇安装在靠近患者的位置,每小时换气 15 次以上,其中不少于 3 次外部新风 3. 尽可能安装上照式紫外线灯	医生和护士佩戴医用防护口罩;就诊者佩戴外科口罩
留痰处	1. 最好将留痰点指定在室外空旷、通风良好处 2. 护士对留痰方法给予指导	对于设置的室内留痰室,需满足: ● 房间面积为 1~2m² ● ≥18ACH ● 安装排气扇 ● 紫外线照射装置	护士对就诊者进行留痰指导时,佩戴医用防护口罩
影像科	安排结核门诊的就诊者优先检查	肺结核可疑症状者接受胸部影像学检查后,对拍片室进行通风或采用紫外线杀菌灯进行空气消毒,完成后进行下一位就诊者的检查	为结核门诊就诊者检查时,医生佩戴医用防护口罩;就诊者佩戴外科口罩

2. 采取措施

(1)需住院治疗的结核病患者:应将其安置在隔离病区/病房;如果隔离病房数量有限,应优先考虑隔离痰涂片阳性的肺结核患者。这些单独的病房或病区最好在单独的建筑物内。

(2)隔离病房用以隔离安置疑似传染性肺结核患者或传染性肺结核患者。

(3)普通病房用以安置非传染性结核病患者,可采取以下感染控制措施:

1）通风量≥12ACH。

2）按照《医疗废弃物管理条例》处理医疗废弃物。

3）严格执行探视制度。

见表12-2。

表 12-2 可采用的管理控制、环境工程控制和个人防护措施

管理控制措施	1. 不同治疗阶段的肺结核患者分室安置,疑似肺结核患者单独安置
	2. 同一类型的结核病患者可安置于一室,但病房中两病床之间距离不少于1.1m
	3. 对于需留痰的结核病患者,护士需告知其在室外空旷、通风良好处留痰,并对留痰方法给予指导
	4. 对于需进行胸部影像学检查的患者,与影像科联系,安排其在指定的时间进行检查
	5. 护士对患者进行包括咳嗽礼仪在内的健康教育,嘱其尽量减少外出,尽量避免乘坐公共交通工具,需外出时需佩戴外科口罩
	6. 除非紧急情况,隔离病房的患者在传染期最好不予手术治疗
	7. 医务人员及家属尽量避免在不必要的情况下进入隔离病房,严格执行探视制度
	8. 按照《医疗废物管理条例》处理医疗废弃物
	9. 尽早诊断并及时给予正确治疗
环境工程控制措施	1. 严格遵守三区管理,各区之间界线清楚,标识明显
	2. 设单独通往室外的通道或阳台
	3. 通风量≥12ACH
	4. 如果通风不充分,辅助以紫外线杀菌装置,不能使用中央空调进行通风换气
	5. 如设置室内留痰室,需满足: ● 房间面积为 $1\sim2m^2$ ● 通风量≥18ACH ● 安装排气扇 ● 安装紫外线照射装置
个人防护措施	1. 进入病房的医生和护士佩戴医用防护口罩
	2. 进入病房探视的家属,应佩戴医用防护口罩

四、实验室

医疗机构需建立健全结核病实验室管理制度及标准操作程序,并要求人员按照要求执行。

培训要点

1. 结核感染控制的几个层次以及相关的措施。

2. 直接接触结核病患者的医务人员个人防护设备的正确选择。

3. 结核病定点医疗机构门诊及病房的感染控制要求和措施。

课后练习题

1. 选择题

(1) 直接照射杀菌作用最强的紫外线是( )波长的。

A. 154μm　　　B. 185nm　　　C. 254nm　　　D. 310nm　　　E. 400nm

(2) 最难过滤离子的大小是( )。比其大和比其小的粒子都更容易被过滤掉。

A. 0.1μm　　　B. 0.3μm　　　C. 0.6μm　　　D. 1.0μm　　　E. 2.5μm

(3) 活动性结核病患者外出或就诊时需要佩戴( )。

A. 外科口罩或平面口罩　　　　　　　　B. 纱布口罩

C. 医用防护口罩　　　　　　　　　　　D. N95口罩

E. 不用佩戴口罩

(4) 高风险环境的结核病医务人员应该佩戴( )。

A. 外科口罩或平面口罩　　　　　　　　B. 纱布口罩

C. 医用防护口罩　　　　　　　　　　　D. N95口罩

E. 不用佩戴口罩

(5) 医用防护口罩使用期间需要在( )保存。

A. 干燥通风的清洁环境中　　　　　　　B. 塑料袋中

C. 消毒柜中　　　　　　　　　　　　　D. 办公桌上

E. 无特殊要求

(6) 病房等高风险区域的每小时换气次数(ACH)不能低于( )。

A. 3　　　　　B. 6　　　　　C. 12　　　　　D. 18　　　　　E. 24

(7) 感染控制的最后一道防线是( )。

A. 管理控制　　　　　　　B. 环境控制　　　　　　　C. 呼吸防护

D. 预防性治疗　　　　　　E. 锻炼身体

2. 简答题

(1) 简述感染控制的相关措施。

(2) 从主要几种口罩的主要特点,论述不同口罩在结核病领域适宜佩戴人员、场合及作用。

(杜 建 马 艳 李 亮)